Ratgeber Alpträume

Ratgeber zur Reihe Fortschritte der Psychotherapie
Band 31
Ratgeber Alpträume
von Prof. Dr. Reinhard Pietrowsky und Dr. Johanna Thünker

Ratgeber Alpträume

Informationen für Betroffene und Angehörige

von Reinhard Pietrowsky
und Johanna Thünker

HOGREFE
GÖTTINGEN · BERN · WIEN · PARIS · OXFORD · PRAG
TORONTO · BOSTON · AMSTERDAM · KOPENHAGEN
STOCKHOLM · FLORENZ · HELSINKI

Prof. Dr. Reinhard Pietrowsky, geb. 1957. Seit 1997 Professor für Klinische Psychologie an der Universität Düsseldorf, dort Leiter der Psychotherapeutischen Institutsambulanz und des Weiterbildenden Studiums „Psychologische Psychotherapie".

Dr. Johanna Thünker, geb. 1985. 2013 Approbation als Psychologische Psychotherapeutin. Seit 2013 niedergelassen in einer psychotherapeutischen Praxisgemeinschaft in Bottrop.

Bibliografische Information der Deutschen Nationalbibliothek
Die Deutsche Nationalbibliothek verzeichnet diese Publikation in der Deutschen Nationalbibliografie; detaillierte bibliografische Daten sind im Internet über http://dnb.dnb.de abrufbar.

Göttingen · Bern · Wien · Paris · Oxford · Prag · Toronto · Boston
Amsterdam · Kopenhagen · Stockholm · Florenz · Helsinki
Merkelstraße3, 37085 Göttingen

http://www.hogrefe.de
Aktuelle Informationen · Weitere Titel zum Thema · Ergänzende Materialien

---

Umschlagabbildung: © full_frame - Fotolia.com
Satz: ARThür Grafik-Design & Kunst, Weimar
Gesamtherstellung: Media-Print Informationstechnologie GmbH, Paderborn
Printed in Germany
Auf säurefreiem Papier gedruckt

ISBN 978-3-8017-2586-0

Inhaltsverzeichnis

Vorwort

Alpträume sind ein Phänomen, das fast jeder schon einmal erlebt hat. Man erlebt während des Schlafes Szenen, die einem Horrorfilm ähneln und wacht oft schweißgebadet daraus auf. Wenn Sie dieses Buch gekauft haben, gehören Sie oder einer Ihrer Angehörigen vermutlich zu denjenigen Menschen, die häufig unter Alpträumen leiden. Bei diesen häufigen oder chronischen Alpträumen handelt es sich um eine *psychische Störung*. Das bedeutet, dass die Betroffenen seelisch und zum Teil auch körperlich stark belastet und eingeschränkt sind. Sie *leiden* unter ihren Alpträumen. Nachts ist der Schlaf gestört, morgens sind sie weniger erholt und den Tag über unkonzentriert und weniger leistungsstark. Manchmal sind Alpträume so bedrohlich, dass man sich gar nicht mehr ins Bett traut. Kurz: Das Wohlbefinden ist gestört und der Alltag kann nicht mehr auf die gewohnte Art und Weise bewältigt werden.

Woher kommt der Begriff „Alptraum" eigentlich? Das Wort leitet sich von „Alb" ab. In der germanischen Mythologie waren die Alben (Elfen) für die schlechten Träume zuständig. Es handelte sich dabei um kleine Erdgeister in Menschengestalt, die sich nachts auf die Brust der Träumenden setzten, und ihnen die Luft abdrückten. So sollten das bedrückende Gefühl (Alpdruck) und die damit verbundene Gefühle von Angst und Panik erklärt werden. Seit der letzten Rechtschreibreform sind beide Schreibweisen „Albtraum" und „Alptraum" zulässig. Da die zweite traditioneller ist, haben wir diese gewählt. Gelegentlich findet man auch den Begriff „Angsttraum", der meist die gleiche Bedeutung hat.

Dass es Alpträume gibt, ist zwar fast jedem bekannt, dennoch wissen viele Menschen nicht, dass man erfolgreich etwas gegen sie tun kann. Auch in der Psychotherapie wurden sie von vielen Therapeutinnen und Therapeuten lange vernachlässigt. Darum kann es gut sein, dass Sie zwar bereits versucht haben, Hilfe zu bekommen, aber keinen passenden Ansprechpartner gefunden haben. Während die verhaltenstherapeutische Behandlung von Alpträumen in den USA seit fast 30 Jahren bekannt ist, gibt es erst seit einigen Jahren auch deutsche Fachliteratur zu diesem Thema.

Dieser Ratgeber soll Ihnen dabei helfen, Alpträume besser zu verstehen und sich einen Überblick über ihre Behandlung zu verschaffen. Im Einzelnen beinhaltet er Informationen darüber:

- was Alpträume sind, wie häufig sie vorkommen und wer besonders gefährdet ist,
- wie Alpträume entstehen und warum sie nicht von alleine wieder weggehen,
- wie Alpträume behandelt werden können,
- und was Angehörige tun können.

Diese Informationen werden für einige vielleicht schon ausreichen, um in Eigenregie ihre Alpträume zu bekämpfen – manchmal gelingt das. Oder Sie schöpfen den Mut, sich eine Psychotherapeutin oder einen Psychotherapeuten zu suchen, der dieses Projekt mit Ihnen gemeinsam angeht.

Sich mit seinen Alpträumen auseinanderzusetzen ist ein mutiger Schritt, denn im Alptraum befinden sich der oder die Träumende in der Rolle des hilflosen Opfers. Im Rahmen eines der vorgestellten Therapieverfahren soll sich dies ändern. Im Wachzustand soll die Rolle des Opfers eingetauscht werden gegen die des Drehbuchautors oder der Regisseurin. In dieser Rolle kann Einfluss auf die Handlung genommen werden, der Rotstift wird angesetzt und die Traumgeschichte umgeschrieben. Das Ziel: Ein Drehbuch oder eine Traumgeschichte, bei der man gut schlafen kann. In Hollywood kann man so zwar kein Geld verdienen, aber dem Wunsch nach ruhigen Nächten ein Stück näher kommen. Die neue Traumgeschichte wird dann „vor dem inneren Auge“ (in Form von Vorstellungsübungen) immer wieder geübt und ersetzt schließlich den ursprünglichen Alptraum.

Dieser Ratgeber basiert auf unseren Erfahrungen, die wir in den vergangenen acht Jahren gemacht haben. Wir haben es uns zur Aufgabe gemacht, die sogenannte *Imagery Rehearsal Therapy* nach Deutschland zu holen. Das Verfahren wurde an die deutschen Verhältnisse (meist ambulante Einzelsitzungen) angepasst und an verschiedenen Gruppen von Betroffenen auf ihre Durchführbarkeit und Effektivität getestet. Eine besonders positive Erfahrung dabei war die Zusammenarbeit mit den Betroffenen, die zu Beginn nicht nur viel Geduld mit uns hatten, sondern auch mit guten Ideen zur Gestaltung von Arbeitsmaterialien beigetragen haben. Entstanden ist dabei ein Therapiekonzept, das auch von deutschen Psychotherapeutinnen und Psychotherapeuten problemlos angewandt werden kann.

Ihnen als Leserinnen und Lesern wünschen wir nun, dass Sie von diesem Ratgeber profitieren und vielleicht gar den Mut fassen, Ihre Alpträume endlich anzugehen. Lassen Sie sich dabei nicht von anfänglichen Misserfolgen entmutigen.

Viel Erfolg und einen erholsamen Schlaf!

Düsseldorf, im Juni 2014 *R. Pietrowsky* und *J. Thünker*

1 Alpträume – Was ist das?

Alpträume sind eine Unterform von *Träumen*, die mit *starken negativen Gefühlen* wie Angst, Wut, Scham oder Ekel einhergehen. Häufig sind diese negativen Gefühle so bedrohlich, dass man aus dem Alptraum *aufwacht*. Danach weiß man schnell, dass es „nur ein Traum war", man weiß wieder wo man ist, kann sich aber an die Inhalte des Traums noch gut erinnern. Häufig fällt es aufgrund der durch den Traum verursachten Aufregung anschließend schwer, wieder in den Schlaf zu finden. Die meisten Menschen kennen Alpträume vor allem aus der Kindheit. Auch im Erwachsenenalter treten Alpträume auf, bei einigen nur ganz selten, bei einigen aber auch fast jede Nacht. Treten Alpträume regelmäßig über einen längeren Zeitraum auf, so spricht man von *chronischen Alpträumen*. Die Folgen sind häufig Tagesmüdigkeit, eine verringerte Leistungsfähigkeit am Tag sowie häufiges Nachdenken (Grübeln) über den Alptraum. Manchmal sind die Alpträume so unangenehm, dass die Betroffenen sich abends scheuen, ins Bett zu gehen.

Um Alpträume im Sinne einer behandlungsbedürftigen psychischen Störung zu diagnostizieren, müssen die unten genannten Diagnosekriterien erfüllt sein. Typischerweise treten Alpträume, die das subjektive Gefühl von Leiden nach sich ziehen, mit einer gewissen Regelmäßigkeit auf. Allerdings gibt es keine feste Regel bezüglich der Dauer oder Häufigkeit der Symptomatik. Das heißt, wer den Eindruck hat, durch seine Alpträume beeinträchtigt zu sein, sollte psychotherapeutischen Rat suchen.

Diagnosekriterien auf einen Blick

- Lebhafte Erinnerung an einen sehr negativen Traum, meistens verbunden mit Erwachen, typischerweise in der zweiten Nachthälfte.
- Die Träume sind meistens mit einer Bedrohung des Lebens, der Sicherheit oder des Selbstwertgefühls verbunden.
- Nach dem Aufwachen ist die betroffene Person rasch orientiert und munter.
- Das Traumerlebnis und die daraus resultierende Schlafstörung verursachen einen deutlichen Leidensdruck.

Mit Hilfe der Checkliste in Arbeitsblatt 1 (vgl. Anhang, S. 83) können Sie prüfen, ob die Diagnosekriterien auf Sie zutreffen.

Bei den Alpträumen lassen sich zwei Arten unterscheiden. Da sind zum einen die „normalen" Alpträume, also Alpträume, die wir fast alle als Kinder hatten und die auch mehr oder weniger häufig noch bei Erwachsenen vorkommen. Diese Alpträume werden als *„idiopathische"* Alpträume bezeichnet, was meint, dass sie durch keine andere Erkrankung oder Störung verursacht sind. Dann gibt es die Alpträume, die bei Menschen auftreten, die ein psychisches Trauma erlebt haben und immer wieder von dem erlebten Trauma träumen. Diese Alpträume, bei denen im Gegensatz zu den idiopathischen Alpträumen, ja ein tatsächliches Ereignis immer wieder geträumt wird, werden als *„posttraumatische"* Alpträume bezeichnet.

1.1 Träume und Alpträume verstehen

Die Frage, wie Träume und speziell Alpträume entstehen, beschäftigt schon seit langer Zeit Philosophen, Psychologen, Ärzte und Laien. Dabei gibt es ganz unterschiedliche Vorstellungen. Eine extreme Vorstellung von naturwissenschaftlich geprägten Theoretikern ist es, dass alles, was wir im Schlaf erleben, völlig unwillkürlich passiert, dass im Gehirn ungesteuerte Prozesse ablaufen, die eine wirre Zusammensetzung von Bildern und Vorstellungen erzeugen, die keinerlei Zusammenhang aufweisen. Das andere Extrem ist eine Vorstellung, die von der Psychoanalyse kommt und besagt, dass Träume unbewusste Konflikte widerspiegeln und man somit jeden Traum deuten kann. Die Wahrheit liegt vermutlich irgendwo in der Mitte. Heute weiß man, dass im Traum viele Dinge, die wir im Alltag erleben, verarbeitet werden. Auch Gedanken, Ängste oder Befürchtungen, die man am Tag hat, können in Träume eingebaut werden. Das theoretische Modell, das dieser Vorstellung zugrunde liegt, wird *Kontinuitätshypothese* genannt. Allerdings werden einzelne „Bruchstücke" als Alltagswahrnehmungen, Erinnerungen, Gedanken und Gefühlen zum Teil wahllos miteinander verknüpft, so dass Träume häufig für den Träumenden keinen Sinn ergeben (können) und auch nicht interpretierbar sind.

Kontinuitätshypothese: Das Traumgeschehen ist eine kontinuierliche Fortsetzung des Wachlebens und Wacherlebens. Demzufolge besteht eine konsistente Übereinstimmung zwischen Wach- und Traumgeschehen. Ängste im Traum würden, gemäß dieser Hypothese, tatsächliche Ängste im Wachzustand widerspiegeln.

Eine weitere Überlegung ist, dass man im Traum bestimmte Verhaltensweisen und Lösungsstrategien ausprobiert (sogenanntes *Probehandeln*). Demnach hätten die Träume eine „therapeutische Funktion“. Alpträume dienten also beispielsweise dazu, zu lernen, mit bestehenden Ängsten besser umzugehen oder Lösungswege und Verhaltensalternativen für bedrohliche Situationen zu durchleben, zu durchdenken und durchzuspielen. Mit dieser Theorie kann allerdings nicht das Auftreten sich gleichförmig wiederholender Alpträume, die zu einem ausgeprägten Gefühl von Hilflosigkeit, jedoch nicht zu einer besseren Bewältigung der bedrohlichen Gefühle oder Situationen führen, erklärt werden.

Man kann ebenso nicht pauschal sagen, dass man Alpträume braucht, um traumatische Erfahrungen zu verarbeiten. Auch wenn Alpträume nach traumatischen Erfahrungen ein häufiges Phänomen sind, so gibt es doch kaum Hinweise darauf, dass sich ständig wiederholende posttraumatische Alpträume einen heilungsfördernden Effekt haben. Im Gegenteil wirkt die ständige Konfrontation mit traumatischen Inhalten häufig im Traum eher destabilisierend.

1.2 Das Wesen von Träumen und Alpräumen

Auch wenn die Inhalte von Alpträumen sehr verschiedenartig sind, so lassen sie sich doch bestimmten Bereichen zuordnen. Die häufigsten Inhalte von Alpträumen sind: Verfolgung, Tod anderer, der eigene Tod, Fallen, eigene Verletzungen, Versagen, furchterregende Personen und andere Wesen. Damit unterscheiden sich Alpträume nicht nur bezüglich der Intensität negativer Gefühle sondern auch bezüglich ihres Inhalts von anderen Träumen. Umfassende wissenschaftliche Untersuchungen haben gezeigt, dass die auftretenden Personen häufig Männer sind, selten handelt es sich um bekannte oder vertraute Personen. Die sozialen Interaktionen sind häufiger durch Aggression und Feindseligkeit gekennzeichnet. Die Aggressoren sind häufig auch nicht menschliche Kreaturen wie Monster, Tiere oder Phantasiewesen. Bei Kindern sind solche Angreifer eher die Regel als die Ausnahme.

Neben den beschriebenen Alpträumen, in denen das eigene Leben oder das eigene Ich bedroht oder der bzw. die Träumende Zeuge von Gewalt oder

Aggressionen gegen andere wird, gibt es auch solche Alpträume, in denen der oder die Träumende selbst zum Aggressor wird. In solchen Fällen spricht man von sogenannten *Täteralpträumen*. Während des Traums treten starke Gefühle von Wut und Ärger auf, die vor allem nach dem Traum beängstigend wirken („Warum tue ich so etwas?"). Wichtig ist es zu unterscheiden, dass solche Träume keine Aussage über Handlungsabsichten im Wachzustand machen (wie auch sonst Alpträume keine Aussagen darüber zulassen, was in Zukunft passieren wird).

Alpträume – so wie Träume insgesamt – unterscheiden sich auch hinsichtlich ihres *Realitätsgrades*, sie halten sich häufig nicht an physikalische Gesetzmäßigkeiten wie Schwerkraft, Größenkonstanz und ähnliches:

- Man unterscheidet *realistische Träume*, in denen alles so ist, wie es auch im Wachzustand passieren kann. Das können also Träume sein, in denen bereits erlebte Situationen erneut durchlebt werden, aber auch Träume, die so oder so ähnlich hätten passieren können oder in Zukunft passieren könnten.
- Bei *unrealistischen Träumen* geschehen Dinge, die so in der Realität nicht passieren können. Beispielsweise taucht die verstorbene Großmutter auf oder das frühere Schulgebäude aus dem Heimatort steht plötzlich im Nachbargarten.
- Bei *bizarren Träumen* sind die physikalischen Grundgesetze häufig völlig außer Kraft gesetzt, Personen – auch die Träumenden selbst – können fliegen, Räume dehnen sich aus oder ziehen sich zusammen und Ähnliches. Auch bizarre Träume können bei ansonsten gesunden Personen auftreten.

Der Realitätsgrad des Alptraums gibt keine Auskunft darüber, ob sonstige psychische Störungen wie beispielsweise eine paranoide Psychose vorliegen. Oft werden aber gerade solche Trauminhalte nicht berichtet aus Angst, als „verrückt abgestempelt" zu werden.

1.3 Die Biologie von Träumen und Alpträumen

Wenn wir schlafen, dann ist der Schlaf nicht jederzeit gleich. Er variiert hinsichtlich der Schlaftiefe und durchläuft mehrere Schlafzyklen pro Nacht (vgl. Abbildung 1). Die sogenannten *Tiefschlafphasen*, aus denen der bzw. die Schlafende nur schwer zu erwecken sind, finden im ersten Nachtdrittel statt. In diesem Schlafstadium ereignet sich wenig Traumaktivität. Wenn geträumt wird, sind diese Träume wenig bildhaft und gefühlsbetont. Träume treten vor allem in der sogenannten *REM-Phase* am Ende eines jeden Schlafzyklus auf. REM steht für *Rapid Eye Movement* (= schnelle Augenbewegungen), denn in dieser Schlafphase sieht man, wie sich die Augen hinter den geschlossenen Liedern schnell hin und her bewegen.

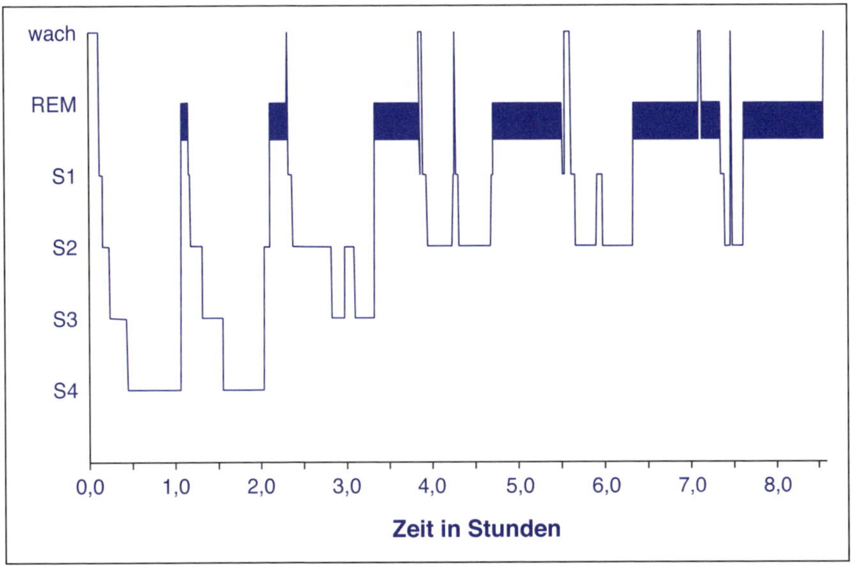

Abbildung 1: Die verschiedenen Schlafphasen im Verlauf der Nacht (angegeben ist die Zeit seit dem Einschlafen). REM = Rapid Eye Movement Schlaf, S1 bis S4 = Schlafstadien 1 bis 4. Die Schlafstadien 3 und 4 bilden zusammen den Tiefschlaf.

Das Gehirn ist in dieser Schlafphase ausgesprochen aktiv, die Skelettmuskulatur hingegen ist gehemmt, weswegen der Körper ruhig daliegt. Die REM-Schlafphasen werden gegen Morgen immer länger und mehr, weshalb auch die Träume und Alpträume eher im letzten Drittel des Schlafs auftreten. Neben dem Tiefschlaf und dem REM-Schlaf gibt es noch den leichteren Schlaf (die Schlafstadien 1 und 2, vgl. Abbildung 1). In den Schlafstadien 1 und 2 können auch die posttraumatischen Alpträume auftreten, von denen schon die Rede war. Aus der Hirnforschung weiß man mittlerweile, dass, wenn im Traum beispielsweise ein intensiver Geruch wahrgenommen wird, im Gehirn die gleichen Bereiche aktiv sind, wie wenn im Wachzustand ein tatsächlicher Geruch wahrgenommen wird. Außerdem werden Sinnesreize, die während des Traums wahrgenommen werden, häufig in den Traum integriert. So träumte beispielsweise jemand, dem ein Buch in den Nacken fiel, dass er von einer Guillotine exekutiert wurde oder jemand, dem Blumen unter die Nase gehalten wurden, von eben diesen Blumen.

1.4 Was sind keine Alpträume?

Es gibt einige Phänomene, die Alpträumen zunächst sehr ähnlich sehen. Allerdings handelt es sich dabei physiologisch wie psychologisch betrachtet um unterschiedliche Phänomene, die auch einen anderen Umgang erfordern. Darum seien die wichtigsten verwandten Schlafphänomene hier kurz vorgestellt.

Pavor nocturnus

Dieses Schlafphänomen tritt vor allem bei Kindern auf. Das Kind, selten auch der oder die Jugendliche oder Erwachsene, wacht typischerweise mit einem lauten Schrei aus dem Schlaf auf. Darum wird der Pavor nocturnus häufig auch „Nachtschreck“ genannt. Im Gegensatz zu den Alpträumen handelt es sich beim Pavor nocturnus um ein Aufwachen aus dem Tiefschlaf, das zudem durch eine starke körperliche Erregung bei gleichzeitig fehlender Erinnerung an einen Trauminhalt gekennzeichnet ist. Der oder die Betroffene ist zunächst nicht oder nur unzureichend orientiert, was für Alpträume ebenfalls eher ungewöhnlich ist. Die körperliche Erregung beim Pavor nocturnus ist extrem und auch deutlich sichtbar. Der oder die Betroffene ist schweißgebadet und weist eine deutlich erhöhte Herzschlag- und Atemfrequenz auf. Ein Mensch im Pavor nocturnus ist auch kaum zu beruhigen oder zu trösten. Die körperliche Erregung beim Alptraum ist in der Regel deutlich geringer, die Angstsymptome betreffen vor allem die gedankliche sowie die Gefühlsebene. Hingegen kann bei posttraumatischen Alpträumen auch eine sehr starke körperliche Angstreaktion auftreten. Da der Pavor nocturnus im Gegensatz zu den meisten Alpträumen in der Tiefschlafphase auftritt, und diese in der ersten Nachthälfte besonders ausgeprägt ist, tritt auch der Pavor nocturnus vor allem in der ersten Nachthälfte und selten in den frühen Morgenstunden auf.

Schlafwandeln (Somnambulismus)

Das Schlafwandeln ist ein dem Pavor nocturnus nahe verwandtes Phänomen und zeichnet sich dadurch aus, dass der oder die Betroffene während des Schlafs das Bett verlässt und in der Wohnung oder gar außerhalb der Wohnung umhergeht. Im Gegensatz aber zum Pavor nocturnus und zum Alptraum findet kein Erwachen statt, die Betroffenen sind in der Regel ja sogar schwer erweckbar und kaum ansprechbar. Ähnlich wie beim Pavor nocturnus besteht nach dem Erwachen keine oder nur eine sehr schwache Erinnerung an Trauminhalte. Schlafwandeln tritt in der Regel auch im Tiefschlaf auf, also in der ersten Nachthälfte. Ängstigende oder erschreckende Trauminhalte, die beim Alptraum zum Erwachen führen, können beim Schlafwandeln oft nur vermutet werden, auch wenn es manchmal Hinweise dafür gibt, dass die schlafwandelnde Person vor einer Person oder einem Ereignis zu fliehen scheint.

Im Gegensatz zur ausgeprägten motorischen Reaktion (aufstehen, umhergehen) beim Schlafwandeln kommt es bei Alpträumen – trotz zum Teil intensiv im Traum erlebter und berichteter motorischer Handlungen (wegrennen, irgendwo herunter springen, um sich schlagen, etc.) – zu keinen Körperbewegungen. Das hängt ebenfalls mit den Schlafphasen zusammen. In der REM-Schlafphase, in der Alpträume für gewöhnlich auftreten, ist das Gehirn zwar sehr aktiv, die Skelettmuskeln (also die Muskeln für die Bewegungen) hingegen gehemmt. Dies ist biologisch sinnvoll, da ein Ausagieren der lebhaften Träume und damit eine Gefährdung der träumenden Person unterbunden werden.

Weitere Schlafstörungen

Bei der *REM-Schlaf-Verhaltensstörung* zeigen die Betroffenen oft auffällige körperliche Unruhe und Aktivität während des REM-Schlafs (z. B. um sich schlagen oder den Bettpartner würgen). Nach dem Erwecken ist eine lebhafte Erinnerung an einen im Allgemeinen bedrohlichen Traum gegeben. Der Unterschied zu den Alpträumen besteht darin, dass bei letzteren diese körperliche Aktivität fehlt. Auch bei dieser Störung kann eine Behandlung, ähnlich der des Alptraums, angezeigt sein.

Bei der *Schlafparalyse* (Schlaflähmung) tritt eine Unfähigkeit auf, willkürliche Bewegungen während des Übergangs zwischen Wachsein und Schlafen auszuführen. Dies kann sowohl beim Übergang zum Einschlafen als auch beim Übergang vom Schlafen zum Aufwachen auftreten. Diese Gelähmtheit ruft meist extreme Angst hervor. In der Regel werden bei dieser Störung keine Angstträume berichtet, aber manche Betroffenen interpretieren den paralysierten Zustand fälschlicherweise als Alptraum.

Die *Atmungsgebundene Schlafstörung* ist durch Schlafunterbrechungen gekennzeichnet, die aufgrund schlafgebundener Atmungserkrankungen (z. B. Schlaf-Apnoe-Syndrom) auftreten. Aufgrund der Schlaf-Apnoe kommt es häufig zu Atempausen oder Atemstillstand von bis zu 90 Sekunden Dauer, die zum Erleben von Angst oder Panik und Erstickungsgefühlen führen können sowie zu einer erhöhten körperlichen Erregung. Die Angst oder das Erstickungsgefühl in Kombination mit der körperlichen Erregung können von den Betroffenen als Alptraum fehlinterpretiert werden.

Bei der *Narkolepsie* fallen die Betroffenen während normaler Tagesaktivitäten unwillkürlich und unwiderstehbar in kurze Anfälle von erholsamem Schlaf, der mit REM-Schlaf-Episoden und einem Verlust der Muskelspannung einhergeht. Die Narkolepsie kommt oft zusammen mit Halluzinationen beim Einschlafen oder Aufwachen vor, die als sehr intensiv beschrieben werden und traumartigen oder alptraumartigen Charakter annehmen können. Diese sind aber nicht mit den eigentlichen Alpträumen im nächtlichen REM-Schlaf gleichzusetzen und von diesen zu unterscheiden.

Von einer *substanzinduzierten Schlafstörung* spricht man, wenn eine ausgeprägte Schlafstörung vorliegt, die als direkte Folge einer Substanz (Droge, Medikament) anzusehen ist. Typisch sind hier vor allem Ein- und Durchschlafstörungen oder ein erhöhtes Schlafbedürfnis. Es können aber auch Alpträume und andere Schlafstörungen auftreten. Vor allem beim Entzug bestimmter Substanzen (Alkohol, Schlaftabletten) kommt es üblicherweise zu einem „REM-Rebound", also einer Zunahme von REM-Schlaf gleich nach dem Einschlafen, was mit vermehrten Alpträumen einhergehen kann.

1.5 Wer leidet unter Alpträumen?

In der Allgemeinbevölkerung *leidet* in etwa jeder zwanzigste Erwachsene, also 5 %, unter wiederkehrenden Alpträumen. Es gibt einige *Risikofaktoren*, die Personengruppen beschreiben, die mit einer höheren Wahrscheinlichkeit unter Alpträumen leiden, als andere.

Risikofaktoren

- Junges Alter
- Weibliches Geschlecht
- Berufliche Tätigkeit
- Persönlichkeitsfaktoren
- (Andere) Psychische Störungen

Die Häufigkeit berichteter Alpträume ist bei Kindern sehr hoch. 70 bis 90 % aller jungen Erwachsenen geben an, sich an Alpträume in ihrer Kindheit zu erinnern. Alpträume sind bei Kindern zwischen sechs und zehn Jahren am häufigsten. Allerdings gelten Alpträume bei Kindern in der Regel nicht als pathologisch. Im Erwachsenenalter nimmt die Alptraumhäufigkeit mit zunehmendem Lebensalter weiter ab und im hohen Erwachsenenalter treten Alpträume bei ansonsten gesunden Personen sehr selten auf.

Ab einem Alter von zehn Jahren treten Alpträume deutlich häufiger bei Mädchen auf. Auch im Erwachsenenalter berichten Frauen deutlich häufiger von Alpträumen als Männer. Es ist jedoch nicht auszuschließen, dass dieser Geschlechterunterschied auch darauf zurückzuführen ist, dass Frauen bereitwilliger über solche Erfahrungen berichten und negative Träume schneller als Alpträume bewerten.

Die berufliche Tätigkeit hat insofern Einfluss auf die Alptraumhäufigkeit, da Alpträume etwa von Studierenden viel häufiger berichtet werden als von gleichaltrigen Nicht-Studierenden. Ebenso berichten Personen, die künstlerisch oder kreativ tätig sind, mehr Alpträume als Menschen, die das nicht sind. Es scheint aber so zu sein, dass nicht die Berufstätigkeit an sich einen Einfluss auf die Alptraumhäufigkeit nimmt, sondern dass dieser Effekt durch Persönlichkeitsfaktoren bestimmt wird. Vermutlich gehen Personen mit einer bestimmten Persönlichkeitsstruktur auch eher bestimmten Berufen nach. Charaktermerkmale, die im Zusammenhang mit häufigen Alpträumen stehen, sind etwa Kreativität oder die sogenannten *„dünnen Grenzen“*. Das Persönlichkeitsmerkmal der dünnen Grenzen ist den Begriffen „dünn- und dickhäutig“ entnommen. Personen mit dünnen Grenzen sind sensibler, ungewöhnlich offen und haben intensive, konfliktreiche Beziehungen. Sie nehmen sich jede Kritik zu Herzen, haben eine erhöhte Sensitivität in zwischenmenschlichen Beziehungen aber auch für physikalische Reize (Licht, Töne).

Ihre Empfindsamkeit betrifft nicht nur sie selbst. Wenn andere Menschen körperlich oder seelisch leiden, empfinden sie dieses Leiden so als wäre es ihr eigenes. Menschen mit dünnen Grenzen fällt es z. B. schwerer, zwischen Traum- und Wachzustand zu unterscheiden. Dieses ineinander Übergehen von Traum und Wirklichkeit wird von Menschen mit dünnen Grenzen als normal oder wünschenswert angesehen. Im Gegensatz dazu unterscheiden Personen mit dicken Grenzen klar und deutlich zwischen Wirklichkeit, Traum und Fantasie. Es ist nicht überraschend, dass dünne Grenzen mit erhöhter kreativer und künstlerischer Fähigkeit einhergehen und möglicherweise auch die berichteten Befunde vermehrter Alpträume bei Studenten und künstlerisch tätigen Personen erklären können.

Bei Menschen, die unter psychischen Störungen leiden, treten Alpträume häufiger auf, als in der Allgemeinbevölkerung. Bei der Posttraumatischen Belastungsstörung gehören sie zum Störungsbild dazu, es sind die schon genannten posttraumatischen Alpträume. Aber auch bei Patientinnen und Patienten mit Abhängigkeitserkrankungen, Schizophrenie, Persönlichkeitsstörungen, Ängsten und Depressionen treten häufig Alpträume auf. Ob es sich bei den Alpträumen um ein Symptom im Rahmen der Grunderkrankung handelt oder um ein eigenständiges Störungsbild, gilt es im Einzelfall zu prüfen. Diese Frage ist jedoch oft nur von theoretischer Natur, da eine spezifische Behandlung der Alpträume in beiden Fällen sinnvoll und notwendig sein kann.

2 Wie entstehen Alpträume und warum gehen sie nicht wieder weg?

Wenn man die Entstehung von Alpträumen betrachtet, müssen drei Gruppen von Einflussfaktoren unterschieden werden. Zum einen gibt es solche Faktoren, die das Auftreten einer Störung, in diesem Fall der Alpträume, *begünstigen*, eine Person also besonders empfindlich dafür machen (sog. *Vulnerabilitätsfaktoren*). Hierzu gehören die in Kapitel 1.5 beschriebenen Risikofaktoren. Eine Person, die besonders kreativ ist und in ihrer Lebensgeschichte traumatische Erlebnisse durchlebt hat, erkrankt mit einer höheren Wahrscheinlichkeit an Alpträumen, als eine Person, bei der dies nicht der Fall ist. Trotzdem gibt es auch eine Reihe von kreativen jungen Frauen beispielsweise, die nicht unter regelmäßigen Alpträumen leiden. In der Regel bedarf es also zusätzlich zu den begünstigenden Faktoren auch sogenannte *auslösende Faktoren*. Als häufiger, wenn auch wenig spezifischer, Faktor ist hier zum Beispiel Stress zu nennen. Die auslösenden Faktoren sollen im nachfolgenden Abschnitt genauer betrachtet werden. Viele werden sich jetzt denken, „nun ja, aber Stress wird doch auch wieder weniger“ oder „belastende Lebensereignisse rücken in weite Ferne“. Dennoch bleibt die Symptomatik auch darüber hinaus häufig bestehen. Bei chronischen Alpträumen findet man deshalb meist auch noch sogenannte *aufrechterhaltende Faktoren*, die dafür sorgen, dass die Alpträume auch dann nicht oder nicht hinreichend zurückgehen, wenn der Auslöser keine Rolle mehr spielt.

Die Unterscheidung von begünstigenden, auslösenden und aufrechterhaltenden Faktoren ist auch für die Therapie und Bewältigung von Alpträumen relevant. Während das Erkennen von begünstigenden Faktoren meist vor allem hilft, ein Verständnis für die eigene Erkrankung zu entwickeln, kann und muss bei Auslösern nachgeforscht werden, ob sie eventuell immer noch wirksam sind. In jedem Fall müssen die aufrechterhaltenden Faktoren immer identifiziert und nach Möglichkeit abgebaut werden.

2.1 Typische Auslöser von Alpträumen

Alpträume handeln also häufig von belastenden Situationen aus dem Alltag, aber auch von Sorgen, Befürchtungen oder Erinnerungen. Unter bestimmten Umständen treten Alpträume häufiger auf, man spricht dann von *Auslösern* oder auslösenden Bedingungen. Diese Auslöser können ganz unterschiedlicher Natur sein und sowohl in der Person selbst (z. B. psychische Störung, innerer Konflikt) als auch außerhalb (z. B. Umweltkatastrophe, Verkehrsunfall) liegen. Auch körperliche Erkrankungen und Medikamente können eine Rolle spielen. Einen Überblick über mögliche Auslöser gibt der nachfolgende Kasten.

Ursachen und Auslöser von Alpträumen

- Horrorfilme
- Stress
- Medikamente oder Drogen
- Krankheiten
- Traumatische Ereignisse
- Ungelöste innere Konflikte

Unmittelbar einleuchtend ist der eher kurzfristige Effekt von *Horrorfilmen* und ähnlichem. Die gesehenen bedrohlichen Inhalte sind unmittelbar nach dem Ansehen des Films im Gedächtnis sehr präsent und die Wahrscheinlichkeit, dass sie in Form eines Alptraums wiedererlebt werden, hoch. Personen, die zu Alpträumen neigen, wird empfohlen, auf den Konsum von Horrorfilmen, Büchern mit gruseligem oder bedrohlichem Inhalt und Ähnlichem vor allem in den Abendstunden zu verzichten.

Stress kann durch alle möglichen Dinge verursacht werden und seinerseits zu Alpträumen führen. Neben dem alltagssprachlich häufig synonym verwendeten Zeitdruck zum Beispiel auf der Arbeit kann Stress auch durch Sorgen, zwischenmenschliche oder innere Konflikte, belastende Lebensumstände und Ähnliches ausgelöst werden. Viele Menschen berichten, dass Alpträume verstärkt in „stressigen Phasen" auftreten. Bei einigen halten die Alpträume jedoch dauerhaft an, auch wenn der Stress selbst nachlässt. Hier spielen dann aufrechterhaltende Faktoren eine große Rolle.

Medikamente und *Drogen* wirken häufig mittelbar oder unmittelbar auf das zentrale Nervensystem. Es würde zu weit führen, alle möglichen Substanzen, die in Frage kommen, hier aufzuführen und ihre Wirkweise zu erklären. Exemplarisch können die Benzodiazepine angeführt werden, die unter den vielen verschiedenen Handelsnamen, wie zum Beispiel Valium®, Tavor® oder Lorazepam® als Schlaf- und Beruhigungsmittel eingesetzt werden. Diese Präparate unterdrücken die REM-Schlafphasen und reduzieren somit kurzfristig die Alptraumhäufigkeit. Allerdings kommt es nach dem Absetzen zum sogenannten „REM-Rebound", einem vermehrten Auftreten von REM-Schlaf und somit auch zu einer erhöhten Alptraumhäufigkeit. Andere Medikamente haben Alpträume während der Einnahme als Nebenwirkungen, dies gilt auch für einige Antidepressiva. Deshalb ist immer sorgsam zu prüfen, ob der Beginn der Alptraumsymptomatik nicht auch mit der Einnahme bestimmter Präparate in einem zeitlichen Zusammenhang steht.

Schwere *körperliche Erkrankungen* sind immer auch eine große Belastung für den Körper *und* die Psyche. Man stelle sich beispielsweise eine Krebserkrankung vor, die Sorge um das eigene Überleben mit sich bringt. Zahlreiche Medikamente wirken zusätzlich auf den Organismus ein. Außerdem erfährt die betroffene Person durch die Erkrankung Einschränkungen in ihrer Lebensführung, zum Teil sehr belastende Untersuchungen und Behandlungen und erlebt sich einer Situation hilflos ausgeliefert. Dieses Gefühl spiegelt sich auch in Alpträumen häufig wider, die in solchen Situationen vermehrt auftreten können.

Auch bei *psychischen Störungen* kommen mehrere Faktoren zusammen. Zum einen spielt auch hier Stress oft eine relevante Rolle, da dieser zum einen zahlreiche psychische Erkrankungen begünstigt, zum anderen aber auch die Symptome der psychischen Störung selbst (z. B. Wahnvorstellungen) Stress auslösen. Die wohl größte psychische Belastung stellt die unmittelbare Bedrohung des eigenen Lebens oder des Lebens naher Angehöriger dar, wie es im Rahmen von schweren Traumatisierungen der Fall ist. Nahezu unabhängig davon, ob die betroffenen Personen anschließend das Vollbild einer sogenannten Posttraumatischen Belastungsstörung ausbilden, treten Alpträume in der Mehrheit der Fälle auf.

Die Annahme, dass Alpträume auf *ungelösten inneren Konflikten* beruhen, stammt ursprünglich aus der psychoanalytischen Schule von Sigmund Freud. Fasst man den Konfliktbegriff etwas weiter (Freud meinte in der Regel unbewusste frühkindliche Konflikte), so stellt man fest, dass dies tatsächlich ein auslösender Faktor für Alpträume sein kann. So kann sich der innere Kampf, ob man die sichere aber unbefriedigende Arbeitsstelle kündigen soll, ebenso in Alpträumen widerspiegeln wie Konflikte mit anderen Personen.

Zusammenfassend kann man festhalten, dass psychosoziale sowie physiologische Belastungen des Organismus zur Entwicklung von Alpträumen führen können. Häufig kommen dabei mehrere Faktoren zusammen, so dass im Nachhinein nicht „die eine Ursache" ermittelt werden kann.

2.2 Warum gehen chronische Alpträume häufig nicht von alleine weg?

Neben zeitlich länger anhaltenden Auslösern wie überdauerndem Stress, einer schweren chronischen Erkrankung oder einer akuten Posttraumatischen Belastungsstörung gibt es noch weitere Faktoren, die die spontane Rückbildung *(Spontanremission)* von Alpträumen behindern. Diese aufrechterhaltenden Faktoren betreffen zum einen die Art und Weise, wie Erlebnisse im Gehirn verarbeitet und gespeichert werden. Zum anderen umfassen die aufrechterhaltenden Faktoren eine Reihe ungünstiger Verhaltensweisen. Diese Verhaltensweisen entwickelt man keinesfalls vorsätzlich oder auch nur wissentlich, es handelt sich dabei meist um – leider wenig erfolgreiche – Versuche, mit den Alpträumen umzugehen.

Aufrechterhaltende Faktoren

- „Eingebrannte" Gedächtnisspuren
- Vermeidungsverhalten
- Ungünstiges Schlafverhalten
- Geringes Selbstwirksamkeitsgefühl

Betrachtet man einmal, wie und wann die Dinge, die wir erleben im Gedächtnis besonders gut abgespeichert werden, so stellt man fest, dass *emotional bedeutsame* Inhalte besser gespeichert und wiedererinnert werden als weniger emotionale Inhalte. Jeder erinnert sich vermutlich noch an die erste Prüfung, durch die er gefallen ist oder an die erste große Liebe, beides sehr emotionale Ereignisse. „Trockene" Fakten, die mit wenigen Gefühlen einhergehen, bleiben deutlich schlechter im Gedächtnis haften (z. B. Geschichtswissen aus der Schule). Hinzu kommt, dass Inhalte, die zusammen gehören, im Gedächtnis enger verknüpft sind, als diejenigen, die nicht zusammengehören. Denkt man beispielsweise an „Mathematik“ liegt die Verknüpfung zu „Schule“ nahe. Je häufiger die Verknüpfung zwischen zwei oder mehr Gedächtnisinhalten hergestellt wird, umso eher führt der Gedanke an das eine zum anderen (was man sich zum Beispiel bei der Verwendung von Eselsbrücken zu Nutze macht). Was hat das aber nun mit den Alpträumen zu tun? Zum einen tauchen in Alpträumen Dinge aus dem Gedächtnis auf, die in der Regel ohnehin schon eine starke Verbindung haben (manchmal aber auch nicht, vgl. Kapitel 1.1) und sie gehen mit starken negativen Gefühlen einher, das heißt, der Traum an sich wird ebenfalls im Gedächtnis fest gespeichert, man spricht von einer „Gedächtnisspur“. Mit jeder Wiederholung des Alptraums verfestigt sich diese Verankerung im Gedächtnis und die Wahrscheinlichkeit, dass der Traum erneut auftritt, steigt weiter. Verstärkt wird dieses Phänomen zusätzlich dadurch, dass die Alpträume häufig mit den Dingen assoziiert sind, die die Betroffenen am Tag beschäftigen. Man denkt also abends ohnehin an die Sorge, eine anstehende Prüfung nicht zu schaffen, und erhöht so die Präsenz dieses Themas im Bewusstsein und somit die Wahrscheinlichkeit, dass der Alptraum auftritt.

Dies ist vermutlich der Grund, warum viele Betroffene versuchen, am Tage gar nicht über ihren Alptraum nachzudenken (sie vermeiden also die Beschäftigung mit ihm, sogenannte *kognitive Vermeidung*). Gerade weil der Alptraum so belastend ist, versuchen sie, nicht an ihn zu denken oder sich davon abzulenken. Dies klappt häufig nicht, da man sich zwar tagsüber von dem Gedanken ablenken kann, dieser aber gerade abends, wenn man „zur Ruhe kommt“ doch wieder auftaucht. Außerdem führt diese Vermeidungstaktik zu einer fehlenden Auseinandersetzung mit dem Alptraum, was die Angst vor dem erneuten Auftreten und das Gefühl der Hilflosigkeit nur noch verstärkt.

Viele Betroffene versuchen darüber hinaus, nicht oder nicht nur den Gedanken an den Alptraum zu verhindern, sondern auch das Schlafen selbst zu vermeiden. Sie zögern das zu Bettgehen so lange wie möglich hinaus, in der Hoffnung dann weniger zu träumen. Oder sie stellen sich den Wecker um sehr früh aufzuwachen, weil sie gemerkt haben, dass die Alpträume erst ab einer gewissen Uhrzeit auftreten. Beides ist kontraproduktiv, da die Schlafphasen, in denen Alpträume vor allen Dingen auftreten (REM-Schlafphase), sich nicht dauerhaft unterdrücken lassen. Es kommt aber zur oft dauerhaften Tagesmüdigkeit und im schlimmsten Fall zu einer Verschiebung oder gar Aufhebung des Schlaf-Wach-Rhythmus.

Alpträume gehen mit einem starken Erleben von Hilflosigkeit einher. Auch wenn sie ohnehin überdurchschnittlich häufig bei Menschen mit einem Gefühl von Hilflosigkeit auftreten (z. B. Opfer von traumatischen Erlebnissen), können sie dieses Erleben noch verstärken. Solange die betroffene Person keine Strategien hat, um aktiv mit ihrem Alptraum umzugehen, wird sie mit jedem Alptraum darin bestätigt, dass sie den Alpträumen ausgeliefert ist. Im Umkehrschluss ist es wichtig, sich mit seinen Alpträumen aktiv auseinanderzusetzen und Strategien zu entwickeln, die einem ein Gefühl von Selbstwirksamkeit („Ich kann etwas tun und die Situation bewältigen") vermitteln. Folglich fühlen sich Menschen, die ein geringes Selbstwirksamkeitsgefühl haben, ihren Alpträumen besonders hilflos ausgeliefert. Die unterschiedlichen Ansätze der Alptraumbewältigung werden im kommenden Kapitel ausführlich dargestellt.

3 Was kann man gegen Alpträume tun?

3.1 Kann man Alpträume überhaupt behandeln?

Um es gleich vorweg zu sagen: Alpträume können behandelt werden. Sonst hätten Sie auch nicht dieses Buch in der Hand. Aber über Jahrhunderte hinweg dachte man, dass Alpträume eher ein Schicksal sind, mit dem man sich abfinden muss. Auch nahm man noch vor wenigen Jahrzehnten an, dass Alpträume durch eine ungünstige Schlafposition oder zu reichlichem Essen am Abend entstehen würden. Die Behandlungsempfehlung, weniger zu essen oder sich ein bequemeres Bett zu suchen, war jedoch meist ohne Erfolg. Auch vorbeugend gab es mehr oder weniger hilfreiche Empfehlungen, so dass man grausame Filme oder Bücher oder sehr belastende Ereignisse vermeiden sollte (was leider nicht immer möglich ist). Daher sind trotz dieser Empfehlungen Alpträume immer wieder aufgetreten. Aber seit einigen Jahren verfügt die Psychologie über wirksame Methoden zur Behandlung und Verhinderung von Alpträumen, die wir im Folgenden näher betrachten wollen.

Diese Methoden, Alpträume zu verhindern oder zu behandeln, reichen von der Verbesserung der Schlafhygiene und Entspannungsverfahren bis hin zu speziellen Alptraumtherapien. Manche dieser Methoden können von den Betroffenen selbst durchgeführt werden, andere benötigen die Hilfe und Unterstützung von Fachleuten (Psychotherapeuten). Wer gelegentlich einen Alptraum hat, also vielleicht einen Alptraum pro Jahr, wird in der Regel nicht so stark unter diesem Alptraum leiden, wie jemand, der häufiger einen Alptraum hat. Daher benötigen die Menschen, die nur gelegentlich einen Alptraum haben, auch oft keine Hilfe. Sie wundern sich höchstens, dass sie so grausame oder schreckliche Sachen träumen. Anders ist es aber bei Menschen, die regelmäßig oder wiederkehrend Alpträume haben.

Die im Folgenden vorgestellten Methoden zur Behandlung von Alpträumen sind vorrangig daran ausgerichtet, die Häufigkeit von Alpträumen, die Angst während der Alpträume und das Leiden an diesen Alpträumen zu verringern. Es geht nicht darum, Alpträume zu deuten. Das ist eine sehr komplizierte und auch fragwürdige Methode, die allenfalls in einer Psychotherapie angewandt werden sollte, wo die gesamte Person mit ihrer Lebensgeschichte in die Deutung aufgenommen werden kann. Denn nur dann kann man herausfinden, was die Alpträume für die jeweilige träumende Person bedeutet. Es ist jedoch nicht möglich, dass Alpträume die Zukunft vorhersagen oder ein schlimmes, unerwartetes Ereignis gar erst auslösen. Denkbar ist höchstens, dass man von etwas träumt, was sich im Wachzustand schon abzeichnete. Dies kann zum Beispiel die erwartete Diagnose einer schlimmen Krankheit oder das Durchfallen durch eine schwere Prüfung, über die Sie sich auch schon im Wachen Gedanken gemacht haben, sein. Dann ist der Alptraum, wie auch ein anderer Traum, lediglich die Fortsetzung von Gedanken und Sorgen des Wachlebens im Schlaf (vgl. Kapitel 1.1).

Wenn Sie unter Alpträumen leiden, ist zunächst wichtig, dass Sie sich gut über dieses Störungsbild informieren. Wenn Sie mehr darüber wissen, was Alpträume sind, wie sie entstehen können und dass es relativ viele Menschen gibt, die Ihr Schicksal teilen, trägt dies oft schon dazu bei, dass die Belastung durch die Alpträume geringer wird. Hierfür sind alle die Informationen wichtig, die Sie in den ersten beiden Kapiteln dieses Buches gelesen haben. Neben dieser Information über Alpträume kann der nächste Schritt sein, Ihre Schlafqualität zu verbessern, indem Sie die Schlafhygiene verbessern und mit Hilfe von Entspannungsverfahren zu einer körperlichen und geistigen Entspannung kommen. Das kann in manchen Fällen schon ausreichen, um die Alptraumhäufigkeit zu reduzieren. Wie das geht, wird in den nächsten beiden Kapiteln beschrieben. In vielen Fällen dürften diese Maßnahmen allein aber nicht ausreichen, um Ihre Alpträume zum Verschwinden zu bringen. Dann sind spezielle Methoden notwendig, wie das *luzide Träumen* oder die Alptraummodifikation *(Imagery Rehearsal Therapy)*. Diese Verfahren werden in den Kapiteln 3.4 und 3.5 beschrieben und werden in der Regel mit Hilfe von Psychotherapeutinnen oder Psychotherapeuten durchgeführt. Diese Verfahren eignen sich sowohl wenn Sie unter sogenannten idiopathischen Alpträumen leiden, also Alpträume von Ereignissen, die real nicht stattgefunden haben, als auch bei posttraumatischen Alpträumen. Dies sind Alpträume, in denen ein tatsächlich stattgefundenes Trauma (z. B. ein Unfall, ein Überfall oder eine Vergewaltigung) immer wieder geträumt wird.

3.2 Die Schlafhygiene verbessern

Unter „*Schlafhygiene*“ versteht man die äußeren Bedingungen der Schlafumgebung, die zu einem guten Einschlafen und einem entspannten und erholsamen Schlaf führen. So ist es beispielsweise wichtig, dass es im Schlafzimmer dunkel und ruhig ist. Für ein gutes Einschlafen und einen entspannten Schlaf ist es auch notwendig, dass man vor dem Einschlafen alles vermeidet, was einen anregen oder aufregen könnte. Dazu gehören selbstverständlich anregende Getränke wie Kaffee und Tee, aber auch spannende oder beunruhigende Lektüre und Filme, ebenso wie anstrengende körperliche Aktivität und alle Arten der Aufregung. Deshalb ist es im Sinne einer guten Schlafhygiene wichtig, alles zu unterlassen, was die Aufregung oder Aktivierung vor dem Einschlafen erhöhen könnte, beziehungsweise dafür zu sorgen, dass man vor dem Einschlafen wieder ruhig wird, wenn man aufgeregt ist. Wie kann man das erreichen?

Es ist aus der Schlafforschung und Schlafmedizin gut bekannt, dass das Einschlafen und entspannte Schlafen nur stattfinden, wenn vor dem Einschlafen das Gehirn zur Ruhe kommt. Daher ist es wichtig, vor dem Einschlafen solche Tätigkeiten durchzuführen, die zu einer Beruhigung des Gehirns und des Geistes führen. Viele Menschen machen das in Form eines *Einschlafrituals*, das beruhigend wirkt. Auch bei Kindern kennt man, dass sie vor dem Einschlafen ein bestimmtes Ritual brauchen (zum Beispiel eine Geschichte vorlesen), um einschlafen zu können. Solche Handlungen, können etwa sein, ein paar Seiten in einem Buch zu lesen, Musik zu hören oder ein Glas Milch zu trinken. Es muss selbstverständlich nicht immer genau das gleiche Ritual ausgeführt werden. Wichtig ist in jedem Fall, dass das Buch oder die Musik entspannend sind und nicht aufwühlen oder aufregen. Fernsehen zu schauen ist weniger gut geeignet, da viele Fernsehsendungen doch eher aktivieren und aufregen, und auch der schnelle Bildwechsel und das Flackern der Bilder das Gehirn anregen, auch wenn manche Menschen vor dem Fernseher einschlafen.

Ein solches Einschlafritual ist vor allem dann wichtig, wenn spätabends noch eine sehr aktivierende Tätigkeit stattgefunden hat, beispielsweise eine längere oder anstrengende Autofahrt, ein belastendes Gespräch oder das Anschauen eines aufregenden Films. An solchen Tagen ist es besonders wichtig, eine „Pufferzone" zwischen der Tagesaktivität und dem Schlaf einzubauen, in der dem Gehirn und dem Geist die Möglichkeit gegeben wird, sich zu entspannen und „herunter zu fahren". Aus diesem Grund ist es auch sehr wichtig, dass im Bett keine Tätigkeiten ausgeübt werden, die zu einer Aktivierung führen, weil sonst der Effekt einer solchen Beruhigung vor dem Einschlafen wieder aufgehoben wird oder gar nicht stattfinden kann. So sollten Sie im Bett nicht Fernsehen, nicht Essen oder Trinken und erst recht keine Sorgen und Probleme besprechen oder durchdenken!

Im Sinne einer guten Schlafhygiene ist es daher wichtig, alles, was Sie im Bett aufregen oder aufwühlen könnte, zu vermeiden. Vielen Menschen gehen abends, wenn sie eigentlich recht müde sind und einschlafen wollen, Sorgen und Gedanken durch den Kopf. Sie planen für den nächsten Tag, gehen die Dinge durch, die sie in nächster Zeit erledigen müssen oder die sie bedrücken und plagen. So wird das Einschlafen erschwert und der Schlaf ist häufig weniger erholsam. Daher sollten Sie, wenn Sie im Bett von solchen Gedanken und Sorgen geplagt werden, ein Blatt Papier und einen Stift an Ihrem Bett haben, auf dem Sie die Dinge notieren, die Sie nicht vergessen wollen oder die Sie erledigen müssen. Das hilft Ihnen, Ihren Kopf wieder frei von diesen Sorgen zu bekommen. Wenn das nicht ausreichen sollte, Sie also weiterhin diese quälenden Gedanken haben, sollten Sie unbedingt aufstehen. Das mag auf den ersten Blick widersinnig erscheinen, da Sie ja einschlafen möchten. Aber im Sinne einer guten Schlafhygiene ist es auf jeden Fall besser, das Bett zu verlassen und in einen anderen Raum zu gehen (sofern möglich) und etwas anderes zu tun, als sich im Bett mit seinen Sorgen weiter zu beschäftigen. Hierbei sind ruhige, vielleicht sogar langweilige Tätigkeiten besser geeignet als aktivierende. Wenn diese quälenden Gedanken nachlassen (was sie tun, wenn Sie nicht mehr im Bett liegen) können Sie sich dann wieder hinlegen.

Zu einer guten Schlafhygiene gehören neben dem Verzicht auf anregende Getränke wie Kaffee oder Schwarztee vor dem Schlafengehen natürlich auch, dass kein üppiges und schweres Essen zeitlich nah vor dem zu Bett gehen verzehrt werden soll. Ebenfalls sollten alkoholische Getränke nicht in größerer Menge konsumiert werden. Alkohol wirkt zwar entspannend und schlaffördernd, verändert aber auch das Schlafmuster, so dass der Schlaf weniger tief und weniger erholsam ist. Alkohol ist als Einschlafhilfe also nicht empfehlenswert. Zum einen, weil wie gesagt, der Schlaf dann weniger erholsam ist und zum anderen, weil hierdurch eine Alkoholabhängigkeit entstehen kann.

Und ebenso selbstverständlich ist auch, dass die Schlafumgebung dunkel und ruhig sein sollte, um gut ein- und durchzuschlafen. Die Dunkelheit lässt sich in den allermeisten Fällen realisieren. Wenn Fenster nicht zu verdunkeln sind, können Schlafmasken Abhilfe schaffen. Schwieriger wird es oft mit der Ruhe. Wenn Sie an einer vielbefahrenen Straße wohnen oder über einer Gaststätte oder in der Einflugschneise eines Flughafens, lassen sich nächtliche Lärmbelästigungen nicht vermeiden. Hier kann es hilfreich sein, durch Ohrstöpsel den wahrgenommenen Lärm – zumindest teilweise – zu reduzieren.

Zusammengefasst können wir festhalten, dass es zahlreiche Maßnahmen gibt, die Schlafhygiene zu verbessern und so zu einem entspannteren und erholsamen Schlaf zu kommen. Dies kann auch dazu führen, dass die Wahrscheinlichkeit für das Auftreten von Alpträumen etwas reduziert wird. In jedem Fall bieten sie eine gute Grundlage für einen gesunden Schlaf und sind darum meist auch Bestandteil umfangreicherer Therapieansätze. Diese Maßnahmen finden Sie zusammengefasst im folgenden Kasten. Selbstverständlich kann es bei den Regeln zur Schlafhygiene individuelle Besonderheiten und Erfahrungen geben, die von einzelnen dieser Regeln abweichen können und gegebenenfalls zu berücksichtigen sind.

Regeln zur Schlafhygiene

- Nehmen Sie vier bis sechs Stunden vor dem Schlafengehen keine koffeinhaltigen Getränke zu sich.
- Rauchen Sie grundsätzlich nicht vor dem Schlafengehen oder während der Nacht.
- Trinken Sie vier bis sechs Stunden vor dem Schlafengehen keine alkoholischen Getränke.
- Nehmen Sie vor dem Schlafengehen keine schweren Mahlzeiten ein. Eine leichte Nachtmahlzeit kann hingegen schlaffördernd wirken.
- Betreiben Sie sechs Stunden vor dem Schlafengehen keinen anstrengenden Sport.
- Beseitigen oder reduzieren Sie lästige Lichtquellen, Lärmgeräusche und extreme Temperaturen in Ihrem Schlafzimmer.
- Gehen Sie grundsätzlich erst dann schlafen, wenn Sie sich müde fühlen.
- Stehen Sie auf, wenn Sie nicht einschlafen können und lenken Sie sich mit einer Beschäftigung ab. Schlafen Sie nicht außerhalb des Bettes ein. Gehen Sie erst dann wieder ins Bett, wenn Sie sich schläfrig fühlen. Wiederholen Sie diesen Vorgang so oft wie nötig, wenn Sie nachts nicht schlafen können.
- Stehen Sie zu regelmäßigen Zeiten auf, auch am Wochenende und im Urlaub.

- Im Bett sind nur Schlafen und Sex erlaubt. Sie sollten im Bett nicht essen und keine beruflichen Unterlagen bearbeiten.
- Vermeiden Sie kleine Nickerchen am Tage. Wenn Sie das Müdigkeitsgefühl tagsüber nicht mehr kontrollieren können, schlafen Sie maximal eine halbe Stunde und möglichst nicht nach 16 Uhr.

3.3 Entspannungsverfahren

Entspannungsverfahren sind Methoden der Klinischen Psychologie, die den Zweck haben, zu einer körperlichen und geistigen (mentalen) Entspannung zu gelangen. Eine Entspannung kann im Rahmen der Behandlung von Ängsten oder Unruhezuständen wichtig sein. Sie trägt aber auch ganz allgemein zur Verbesserung des Wohlbefindens und zu einer Verminderung des Stresserlebens bei. Daher sind Entspannungsverfahren auch eine wichtige Methode bei der Behandlung von Alpträumen. Sie reduzieren die Stressbelastung, von der wir ja gehört haben, dass sie eine Ursache von Alpträumen sein kann (vgl. Kapitel 2).

Es gibt mehrere Entspannungsmethoden. Am wichtigsten sind die sogenannte *Progressive Muskelentspannung* und das *Autogene Training*, weil diese Verfahren relativ leicht erlernt werden können und weit verbreitet sind. Andere Methoden, die zu einer körperlichen und mentalen Entspannung führen, sind das Yoga, die verschiedenen Meditationstechniken (z.B. die Transzendentale Meditation) oder Achtsamkeitsübungen.

Allen Entspannungsverfahren ist gemeinsam, dass sie zu einer sogenannten *Organismischen Umschaltung* führen. Das heißt, durch die Entspannung wird der Körper (genauer gesagt, das vegetative oder autonome Nervensystem) von einem aktivierten Zustand in einen Erholungszustand umgeschaltet. Das vegetative Nervensystem steuert die inneren Organe, den Blutdruck und die Hormonfreisetzung. Wenn es aktiviert ist (man spricht dann von einer *sympathischen Dominanz*) sind diese Funktionen hochgefahren. Das Herz schlägt schnell, der Blutdruck ist hoch, die *Stresshormone* Cortisol und Adrenalin werden freigesetzt und die Muskulatur angespannt. Das geht einher mit einer hohen Reaktionsbereitschaft. Das Gehirn ist wach, aktiv und sehr reaktionsbereit. Wenn das vegetative Nervensystem im Erholungszustand ist *(parasympathische Dominanz)* sinken Herzfrequenz und Blutdruck und die Freisetzung der Stresshormone und die muskuläre Anspannung gehen zurück. Dafür werden die inneren Organe, die für die Verdauung zuständig sind (Magen und Darm) aktiviert. Der Körper erholt sich also und durch die vermehrte Verdauungstätigkeit werden neue Nährstoffe in den Körper aufgenommen. In diesem Zustand ist das Gehirn weniger aktiv und der Geist ruhig und entspannt. Wichtig ist, dass körperliche und geistige Anspannung oder Entspannung immer Hand in Hand gehen. Eine körperliche Entspannung führt also auch zu einer geistigen Entspannung und Gelassenheit, wie auch eine mentale Beruhigung zu einer körperlichen Entspannung führt.

Entspannungsverfahren können grundsätzlich selbsttätig erlernt werden. Es gibt mittlerweile eine ganze Reihe von Tonträgern, auf denen Entspannungsverfahren (vor allem die Progressive Muskelentspannung und das Autogene Training) vermittelt werden. Allerdings kann damit nicht gewährleistet werden, dass man das Verfahren auch richtig lernt. Es gibt doch immer wieder Fehler, die sich einschleichen können, wenn Entspannungsverfahren ohne Anleitung erlernt werden. Das ist zwar nicht schlimm, mindert aber manchmal den Effekt. Daher empfehlen wir, ein Entspannungsverfahren unter Anleitung zu erlernen. Fast alle Psychotherapeutinnen und Psychotherapeuten sind in Entspannungsverfahren ausgebildet und können diese vermitteln. Auch wenn man (derzeit) keine Psychotherapie macht, kann man an einem Entspannungstraining teilnehmen, was zum Beispiel von den Krankenkassen, bei der Volkshochschule oder verschiedenen Gesundheitsvereinen angeboten wird. Das Erlernen eines Entspannungsverfahrens unter Anleitung hat auch den Vorteil der höheren Verbindlichkeit. So kann man Entspannungsverfahren nur richtig erlernen, wenn man sie in der Lernphase regelmäßig, am besten täglich, übt. Erfahrungsgemäß wird das oft nicht gemacht, wenn man das Verfahren im Selbstunterricht mit Hilfe einer CD erlernt.

Im Folgenden möchten wir zwei Entspannungsverfahren, die Progressive Muskelentspannung und das Autogene Training, näher vorstellen, weil diese zwei Verfahren aufgrund ihrer leichten Erlernbarkeit und guten Wirksamkeit sehr hilfreich bei der Behandlung von Alpträumen eingesetzt werden können.

Progressive Muskelentspannung

Die Progressive Muskelentspannung (auch Progressive Muskelrelaxation genannt) wurde von dem amerikanischen Arzt Edmund Jacobson im Jahr 1929 entwickelt. Das Grundprinzip dieses Entspannungsverfahrens ist, dass nacheinander immer mehr Muskelgruppen entspannt werden (deshalb „progressive“ Muskelentspannung). Jacobson hat zudem festgestellt, dass es viel leichter fällt, die Muskulatur zu entspannen, wenn sie vorher kurz angespannt wird, weil das die Wahrnehmung der Entspannung erleichtert. Daher werden bei diesem Verfahren die einzelnen Muskelgruppen zunächst kurz für etwa 3 bis 5 Sekunden angespannt und dann für etwa 10 bis 15 Sekunden entspannt. Das wird für jede Muskelgruppe ein paar Mal wiederholt, bevor zu der nächsten Muskelgruppe übergegangen wird. In der Regel beginnt man bei den Händen, spannt diese an, indem man sie zur Faust macht, und entspannt dann wieder. Dann geht man über zu den Armen und dann zu den Schultern. Als nächstes kommen der Kopf und das Gesicht dran, dazu werden nacheinander die Stirn, die Muskulatur um die Augen und die Kiefermuskulatur angespannt und wieder entspannt. Anschließend steigt die Entspannung den Körper hinab, über die Nackenmuskulatur, die Muskulatur der Brust und des Bauchs, hin zu den Beinen.

Die Progressive Muskelentspannung kann im Sitzen oder im Liegen durchgeführt werden. Wird sie im Liegen durchgeführt, sollte man auf dem Rücken liegen. Anfangs ist es leichter, das Entspannungstraining im Liegen zu erlernen, weil das Liegen die Entspannung fördert. Wenn das Entspannungstraining durchgeführt wird, um einzuschlafen, sollten Sie es aber erst dann im Bett durchführen, wenn Sie das Verfahren schon gut beherrschen. Es ist selbstverständlich, dass zum Erlernen eines Entspannungsverfahrens die Umgebung dieses unterstützen sollte. Deshalb sollte man in einem ruhigen und abgedunkelten Raum üben. Auch sollten Sie darauf achten, dass Sie während des Übens nicht gestört werden; dass also niemand in den Raum kommt und kein Telefon klingelt. Ebenso sollten Sie darauf achten, dass Sie während des Übens nicht durch enge Kleidung oder Unbequemlichkeiten gestört werden. Deshalb ist es empfehlenswert, Gegenstände aus den Hosentaschen zu nehmen, den Gürtel gegebenenfalls etwas zu lockern oder eng sitzende Schuhe auszuziehen. Das Entspannungstraining wird in der Regel mit geschlossenen Augen durchgeführt. Schließen Sie deshalb vor Beginn der Übungen Ihre Augen, gehen Sie dann auch nochmals ruhig in Gedanken durch Ihren Körper und prüfen, ob Sie bequem sitzen oder liegen oder ob irgendetwas Sie stört oder belästigt. Beseitigen Sie alles Störende. Dann können Sie mit den Übungen beginnen.

Woran merken Sie nun, ob Sie Ihre Muskulatur gut entspannen können? Mit zunehmender Muskelentspannung entsteht ein Gefühl der Schwere. So haben Sie etwa den Eindruck, dass Ihre Hände oder Arme schwer werden. Das ist das erste und auch wichtigste Merkmal der Muskelentspannung. An der Stirn wird die Entspannung von den meisten Menschen als ein Gefühl wahrgenommen, dass die Stirn glatt geworden ist. Weiter macht sich die Entspannung durch ein Gefühl der Wärme bemerkbar, was durch eine bessere Durchblutung (mit zunehmender Entspannung erweitern sich die Blutgefäße) zustande kommt. Mit zunehmender Tiefe der Entspannung und mit Ihrer zunehmenden Fähigkeit sich zu entspannen, werden Sie feststellen, dass neben den körperlichen Gefühlen der Schwere und Wärme auch in Ihrem Geist angenehme Veränderungen stattfinden. Sie werden ruhiger und gelassener (viele Menschen beschreiben es so, dass es „im Kopf ruhiger" wird) und Sie können Ihre Gedanken eher ziehen lassen und reagieren weniger stark emotional auf Ihre Gedanken und Erinnerungen. Das sind die geistigen oder mentalen Aspekte der Entspannung, von denen oben schon die Rede war und die immer zusammen mit der körperlichen Entspannung auftreten. Neben der körperlichen Entspannung ist es vor allem diese mentale Gelassenheit, die unser Stresserleben mindert und uns daher weniger anfällig für Alpträume macht.

Wenn Sie mit den Übungen der Progressiven Muskelentspannung fertig sind bleiben Sie am besten noch einige Minuten in diesem Zustand der Ruhe, Entspannung und Gelassenheit. Sie können dann auch nochmals in Gedanken durch Ihren Körper gehen, durch die einzelnen Muskelgruppen, die Sie angespannt und entspannt haben. Achten Sie dabei darauf, wie Ihre Muskeln entspannt sind, wie sich Ihr Körper schwer und warm anfühlt. Falls Sie noch nicht alle Muskelgruppen angespannt und entspannt haben, konzentrieren Sie sich auch auf diese und prüfen, wie auch diese Muskeln vielleicht schon etwas schwerer und entspannter geworden sind. Und achten Sie dann auch auf Ihre Gedanken, wie es in Ihrem Kopf vielleicht schon ruhiger geworden ist, wie Sie Ihre Gedanken ziehen lassen können, ohne unbedingt daran festhalten zu müssen und wie Sie vielleicht insgesamt schon etwas gelassener geworden sind. Genießen Sie dann diesen Zustand der körperlichen Entspannung und der geistigen Gelassenheit. Nach einigen Minuten beenden Sie die Entspannungsübung, indem Sie leise rückwärts von drei auf null zählen. Wenn Sie bei null angekommen sind, dehnen und strecken Sie sich und öffnen dann erst Ihre Augen. Dieses langsame und stufenweise „Zurückholen" soll Ihnen dabei helfen, dass Sie nicht zu abrupt von der tiefen Entspannung in den aktivierten, sympathisch dominierten Zustand wechseln, was zum einen als nicht sehr schön erlebt wird und zum anderen bei Menschen mit niedrigem Blutdruck auch zu Kreislaufproblemen führen könnte.

Im folgenden Kasten finden Sie eine Übersicht über die einzelnen Muskelgruppen, die nacheinander bei der Progressiven Muskelentspannung entspannt werden. Dominant meint dabei bei Rechtshändern die rechte Körperhälfte, bei Linkshändern die linke Körperhälfte.

Sukzessive Abfolge der einzelnen Muskelgruppen bei der Progressiven Muskelentspannung

1. Dominante Hand und Unterarm
2. Dominanter Oberarm
3. Nicht dominante Hand und Unterarm
4. Nicht dominanter Oberarm
5. Stirn
6. Augen
7. Kiefer
8. Nacken und Hals
9. Brust und Schultern
10. Bauch
11. Dominanter Oberschenkel
12. Dominanter Unterschenkel
13. Dominanter Fuß
14. Nicht dominanter Oberschenkel
15. Nicht dominanter Unterschenkel
16. Nicht dominanter Fuß

Autogenes Training

Das Autogene Training wurde von dem Berliner Nervenarzt Johannes Heinrich Schultz entwickelt und 1926 erstmals vorgestellt. Es ist damit etwa so alt wie die Progressive Muskelentspannung. Das Autogene Training ist aus der Hypnose entwickelt und abgeleitet worden. Schultz bezeichnete das Autogene Training als die „legitime Tochter der Hypnose“. Während bei der „normalen“ Hypnose eine Person eine andere hypnotisiert, ist das

Autogene Training eine Autosuggestion, d. h. eine Person suggeriert sich selbst bestimmte körperliche und geistige Zustände, die der Entspannung dienen. Daher auch der Begriff, der griechisch-lateinischen Ursprungs ist und etwa „selbst hervorbringen“ bedeutet (von „auto“ = selbsttätig und „generos“ = hervorbringen). Selbst hervorgebracht wird dabei die Entspannung. Es erscheint auf den ersten Blick widersprüchlich, dass diese Autosuggestion einerseits zur Entspannung führt, andererseits bei wachem Bewusstsein und hoher Konzentration durchgeführt wird. Das ist aber in der Praxis durchaus möglich und gar nicht so verwunderlich. Auch bei den Achtsamkeitsübungen findet man dieses Moment der Entspannung und gleichzeitig der Konzentration. Das Autogene Training besteht aus einer Unterstufe, die als Entspannungsverfahren dient, und einer Oberstufe, die als psychotherapeutisches Verfahren eingesetzt wird. Hier interessiert uns nur die Unterstufe.

Das Autogene Training wird ähnlich wie die Progressive Muskelentspannung entweder im Sitzen oder im Liegen durchgeführt. Auch hier sollte der Raum dunkel und ruhig sein. Die Unterstufe des Autogenen Trainings besteht aus sechs Übungen, die von Mal zu Mal erweitert werden (vgl. den folgenden Kasten). Auch beim Autogenen Training sollten die Augen geschlossen sein. Die Übung beginnt mit der sogenannten Ruhetönung, das ist die Suggestion „ich bin ganz ruhig“. Diese Ruhetönung wird ein paar mal intensiv gedacht, dann beginnt die erste Suggestion der Schwereübung, die etwa lauten kann „mein rechter Arm ist ganz schwer“ oder „mein rechter Arm ist angenehm schwer“. Diese Suggestion wird mehrmals intensiv gedacht, während man sich natürlich gleichzeitig auf seinen rechten Arm konzentriert und versucht sich vorzustellen, dass der rechte Arm schwer ist. Zwischen jeder Suggestion lässt man einige Sekunden Zeit, um die suggerierte Veränderung auch zu spüren. Dann wird zur nächsten Suggestion gegangen, beispielsweise die Schwere im linken Arm. Wie bei der Progressiven Muskelentspannung auch, beginnt man normalerweise mit dem dominanten Arm (bei Rechtshändern also der rechte, bei Linkshändern der linke), weil hier die Muskulatur stärker ausgeprägt ist und die Schwere und Entspannung in dem dominanten Arm daher auch leichter und schneller wahrzunehmen sind.

Im folgenden Kasten sehen Sie, welche einzelnen Übungen beim Autogenen Training durchgeführt werden. Die Schwereübung dient, wie schon gesagt, der muskulären Entspannung, wodurch sich das Gefühl der Schwere einstellt. Die Wärmeübung dient der Erweiterung der Blutgefäße (wodurch der Blutdruck sinkt) und was sich als Wärme bemerkbar macht. Die Herzübung, bei der man sich auf seinen Herzschlag konzentriert, dient der Senkung der Herzfrequenz. Die Atemübung, bei der man sich auf seine Atmung konzentriert, dient dazu, die Atmung ruhig und vor allem tief werden zu lassen, was ebenfalls zur Entspannung beiträgt. Die Bauch- oder Sonnengeflechtsübung, bei der man sich auf die Wärme im Bauchraum (dem Sonnengeflecht) konzentriert, dient der Anregung der Verdauungstätigkeit. Die Stirnübung schließlich, bei der man sich darauf konzentriert, dass die Stirn angenehm kühl ist, dient dazu, dass der Kopf wach und aktiv bleibt, während der Körper sich entspannt, so dass weiterhin die Konzentration zur Selbstentspannung möglich ist. (Wenn das Autogene Training als Einschlafhilfe genutzt wird, lässt man einfach die Stirnübung weg, dann greift die tiefe Entspannung auch auf den Kopf über und lässt einen einschlafen.) Wie die Progressive Muskelentspannung beenden Sie das Autogene Training auch nicht durch plötzliches Augenöffnen, sondern Sie spannen zunächst die Arme fest an, atmen tief ein und öffnen dann erst ihre Augen.

Übungen des Autogenen Trainings (Grundstufe)

1. Schwere- oder Muskelübung
2. Wärmeübung
3. Herzübung
4. Atemübung
5. Bauch- oder Sonnengeflechtsübung
6. Stirnübung

Zusammengefasst können wir also festhalten, dass Entspannungsverfahren eine hilfreiche und einfach zu erlernende Methode sind, um die aktuelle Stressbelastung zu reduzieren und damit eine mögliche Ursache der Alpträume zu beseitigen. In etlichen Fällen aber dürften Entspannungsverfahren allein (oder auch in Kombination mit einer verbesserten Schlafhygiene) nicht ausreichen, um Alpträume zum Verschwinden zu bringen. Dann sind spezifischere Methoden der Alptraumbehandlung angeraten, die wir gleich kennen lernen. Unabhängig von der Alptraumbehandlung ist das

Beherrschen eines Entspannungsverfahrens aber auf jeden Fall sehr nützlich und in vielen Lebenssituationen hilfreich, um sich beruhigen und entspannen zu können und emotional gelassener zu werden.

3.4 Durch luzides Träumen auf Alpträume einwirken

Unter luziden Träumen oder *Klarträumen* versteht man solche Träume, bei denen der Träumende weiß, dass er gerade träumt. Darüber hinaus können viele Menschen, die luzide Träume haben, auch im Traum auf ihre Träume Einfluss nehmen – weil sie ja wissen, dass sie gerade träumen. Menschen, die die Fähigkeit des luziden Träumens besitzen, haben daher eine hervorragende und im Prinzip denkbar einfache Möglichkeit, ihre Alpträume zu beeinflussen. Sie können entweder den Traum beenden oder – falls sie das können – ihn während des Alptraums beeinflussen, ihn also in eine weniger bedrohliche Richtung lenken.

Die Fähigkeit zum luziden Träumen scheint angeboren zu sein. Manche Menschen haben also dieses Geschick, während des Träumens manchmal zu wissen, dass sie träumen, ohne dass sie dies besonders geübt oder erlernt hätten. Es scheint aber auch möglich, die Fähigkeit zum luziden Träumen zu erlernen. Das ist jedoch relativ schwer und wohl auch langwierig und gelingt nicht allen Menschen. Das Erlernen des luziden Träumens beginnt damit, dass Sie sich jeden Abend, bevor Sie zu Bett gehen oder einschlafen, intensiv vornehmen, dass Sie heute Nacht Ihre Träume bewusst als Träume erleben. Nach mehr oder weniger langer Übungszeit kann dies dazu führen, dass Sie tatsächlich während des Träumens – so wie Sie es sich vorgenommen haben – bewusst registrieren, dass Sie gerade träumen. Wenn Ihnen das gelingt, können Sie als nächstes versuchen, Ihre Träume zu beeinflussen. Das können Sie dadurch machen, dass Sie in Ihre Träume (auch in ganz normale Träume, die keine Alpträume sind) eingreifen und die Handlung etwas ändern. Wenn Sie beispielsweise davon träumen, dass Sie mit dem Auto auf dem Weg zu Ihrer Arbeitsstelle sind, können Sie versuchen, im Traum einen anderen Weg zu fahren und damit auf diesen Traum Einfluss nehmen. Wenn Sie das dann relativ häufig üben, können Sie diese Fähigkeit der Beeinflussung Ihrer Träume auch auf Alpträume anwenden.

Egal ob Sie das luzide Träumen schon immer konnten oder durch Üben erworben haben, können Sie diese Fähigkeit für Alpträume in folgender Weise einsetzen:

Vorgehen: Wie kann durch luzides Träumen auf Alpträume eingewirkt werden?

Zunächst ist es wichtig, dass Sie sich vor dem Schlafengehen schon fest vornehmen, heute Nacht luzide zu träumen, also Ihre Träume bewusst als Träume zu erleben. Wenn Ihre Alpträume sich inhaltlich wiederholen, Sie also in etwa immer ähnliche Alpträume haben (z. B. von einer Verfolgung), können Sie sich auch schon vor dem Einschlafen ausdenken, in welcher Weise Sie auf den Alptraum Einfluss nehmen wollen. Das hilft Ihnen dabei, dass Sie dann während des Träumens schon eine Idee, eine Gedankenstütze haben, wie der Träum geändert werden soll. Wenn Sie also etwa häufig davon träumen, dass Sie von einem fremden Mann verfolgt werden, die Träume sich im Prinzip aber nur in der Situation unterscheiden, in der die Verfolgung stattfindet, können Sie sich vornehmen, im Traum dann den Verfolger dadurch abzuschütteln, dass er stolpert und hinfällt und Sie entkommen können. Oder Sie können sich vorstellen, dass Sie in Ihren Traum dann so eingreifen, dass Sie fliegen können und dem Verfolger einfach davon fliegen. Das mag jetzt komisch klingen, wenn Sie sich im Alptraum eine so unrealistische Eigenschaft, wie Fliegen zu können, geben. Aber bedenken Sie: Auch Ihre Träume sind unrealistisch und oft bizarr und deshalb dürfen Sie auch mit unrealistischen Mitteln dagegen halten. Außerdem, vielleicht hatten Sie ja auch schon Träume, in denen Sie fliegen konnten. Dann wissen Sie, dass das im Traum eine Selbstverständlichkeit ist. Das haben Sie damals vielleicht gar nicht hinterfragt, sondern einfach nur genossen.

Wenn Ihre Alpträume immer verschieden sind, so dass Sie sich nicht schon vorher eine bestimmte Lösung, also Änderung des Traums, vornehmen können, müssen Sie sich während des Träumens erst für die Änderungen entscheiden, die Sie vornehmen möchten. Das kann in manchen Fällen einfach sein. Wenn Sie beispielsweise davon träumen, dass ein Tier Sie verfolgt, können Sie sich im Traum noch überlegen, auf welche Weise Sie dem Tier entkommen oder es unschädlich machen. Wenn Sie aber beispielsweise davon träumen, dass Sie eine schwere und lebensbedrohliche Krankheit haben, ist es vielleicht nicht so einfach, sich während des Träumens noch eine Lösung auszudenken und den Traum in diese Richtung zu verändern. Deshalb empfiehlt es sich, wenn Sie immer unterschiedliche Alpträume haben, dass Sie sich trotzdem schon im realen Leben für verschiedene schlimme Alptraumsituationen Lösungen ausdenken, die Sie dann in den luziden Träumen einsetzen können. Beispielsweise könnten solche Lösungen sein, dass Sie fliegen können oder dass Sie unsichtbar werden oder dass ein freundlicher Arzt kommt und Ihnen sagt, es sei alles ganz harmlos oder einfach, dass Sie sich vornehmen jetzt aufzuwachen, weil Sie den Traum nicht länger mitansehen wollen.

Solche generellen Lösungen sind für viele Alptraumsituationen einsetzbar, gerade weil sie so unspezifisch sind. Das erleichtert Ihnen im Traum die Entscheidung und Sie müssen nicht nach neuen Lösungen für die Veränderung des Traums suchen. Dennoch kann es sein, dass eine solche Lösung manchmal nicht passt oder Ihnen im Traum nicht einfällt. Dann bleibt nichts anderes übrig, als im Traum eine neue und passende Lösung für den Alptraum zu finden, um ihn auf diese Weise zu verändern und zu einem harmlosen Traum zu machen oder sich vorzunehmen, aufzuwachen. Das Finden einer neuen und spezifischen Lösung für einen Alptraum wird Ihnen umso leichter fallen, je öfter Sie schon im Wachzustand über mögliche Lösungen für die unterschiedlichsten Alptraumsituationen nachgedacht und solche für sich gefunden haben.

Wir können also festhalten, dass die Behandlung von Alpträumen mit Hilfe des luziden Träumens für die Menschen, die über diese Fähigkeit verfügen, eine sehr elegante und hilfreiche Maßnahme darstellt, weil direkt in den Alptraum eingegriffen werden kann. Menschen, die die Fähigkeit zum luziden Träumen nicht haben, können versuchen, sich dieses beizubringen, was aber in vielen Fällen sehr viel Übung erfordert. Wenn das nicht gelingt, bleibt die Möglichkeit, die Alpträume mit Hilfe der *Imagery Rehearsal Therapy* zu behandeln, was im Prinzip eine ähnliche Art von Behandlung ist, nur dass dabei die Alpträume nicht während des Träumens, sondern schon vorher im Wachzustand verändert und in der Vorstellung erprobt werden.

3.5 Den Alptraum verändern – die Imagery Rehearsal Therapy

Der Name „Imagery Rehearsal Therapy“ bedeutet etwa so viel wie Therapie durch wiederholte Vorstellung. Der Name dieses Therapieverfahrens ist recht umständlich und auch schwer auszusprechen und es gibt leider keine prägnante und kurze deutsche Übersetzung. Deshalb verwenden wir im Folgenden die Abkürzung IRT dafür. Die IRT ist das derzeit beste und effektivste Behandlungsverfahren zur Behandlung von Alpträumen. Die Methode wurde in den 1990er Jahren von Barry Krakow und seiner Arbeitsgruppe in den USA entwickelt. Der Grundgedanke der IRT ist, dass ein Alptraum so verändert (modifiziert) wird, dass er keine Angst oder andere starke negative Gefühle mehr auslöst, also zu einem normalen Traum wird. Es wird mit anderen Worten die Alptraumgeschichte umgeschrieben. Diese neue Alptraumgeschichte wird dann im Rahmen von Vorstellungsübungen erprobt und schließlich wiederholt geübt. Das führt dann dazu, dass der ursprüngliche Alptraum durch diesen neuen und nicht mehr ängstigenden Traum ganz oder teilweise ersetzt wird oder gar nicht mehr auftritt.

Die IRT wurde eigentlich entwickelt, um posttraumatische Alpträume zu behandeln, was ursprünglich vorwiegend in Gruppentherapien stattfand. Inzwischen wird das Verfahren aber auch erfolgreich in der Einzeltherapie und zur Behandlung von idiopathischen Alpträumen eingesetzt. Das Verfahren kann grundsätzlich auch von den Betroffenen als Selbsthilfe eingesetzt werden. Dennoch empfehlen wir, sofern dies möglich ist, die Behandlung unter psychotherapeutischer Anleitung durchzuführen und das Vorgehen zu erlernen.

Das Wesentliche der IRT ist es, den Alptraum so zu verändern, dass er seinen angsteinflößenden Charakter verliert und diese neue Traumgeschichte in der Vorstellung wiederholt zu üben. Deshalb empfiehlt es sich, das Vorstellungsvermögen (die Imaginationsfähigkeit) zusätzlich zu schulen, bevor mit der intensiven Vorstellung der neuen Traumgeschichte begonnen wird. Die Behandlung mit der Methode der IRT gliedert sich in vier Schritte, die unter Umständen noch um das Erlernen eines Entspannungsverfahrens ergänzt werden können.

Die vier Schritte der IRT

1. Einen Alptraum identifizieren und rekonstruieren.
2. Die eigene Vorstellungskraft schulen.
3. Die eigentliche Modifikation des Alptraums.
4. Das Üben des modifizierten Alptraums.

Im Folgenden werden wir uns diese vier Behandlungsschritte genauer anschauen und erläutern. Ziel ist es, dass das Vorgehen nach Beendigung der Behandlung eigenständig durchgeführt werden kann.

3.5.1 Einen Alptraum identifizieren und rekonstruieren

Zu Beginn einer Alptraumbehandlung mit der IRT steht die *Identifikation* und *Rekonstruktion* eines Alptraums. Was ist damit gemeint? Mit der Identifikation eines Alptraums ist gemeint, dass Sie sich zunächst für einen Alptraum entscheiden, den sie verändern möchten. Das ist bei Menschen, die immer nur von dem gleichen schlimmen, traumatischen Erlebnis träumen, nicht schwer. Bei ihnen ist klar, welchen Traum sie modifizieren. Anders ist es aber bei den Menschen mit ganz unterschiedlichen Alpträumen. Ihnen fällt es oft nicht leicht, sich von diesen vielen Alpträumen für einen zu entscheiden, mit dem sie beginnen wollen. In der Regel sollten Sie mit dem Alptraum anfangen, der Ihnen besonders wichtig erscheint. Das ist meistens ein Alptraum, der erst vor kurzer Zeit aufgetreten ist oder der Alptraum, den Sie als besonders schlimm erlebt haben, weshalb er Ihnen vermutlich auch noch gut im Gedächtnis ist.

Wenn Sie sich für einen Alptraum entschieden haben, geht es darum, diesen möglichst genau und detailliert zu rekonstruieren. Damit ist gemeint, dass Sie den Traum wie eine Geschichte aufschreiben, in der alle wichtigen Erlebnisse, aber auch Ihre Gefühle und Gedanken während des Traums, berichtet werden. Diese *Alptraumrekonstruktion* sollte Ihr Erleben während des Alptraums so gut wie möglich erfassen (so gut das natürlich Tage oder Wochen später im Wachzustand noch geht). Um dies zu erreichen, hat es sich als hilfreich erwiesen, wenn Sie die Alptraumrekonstruktion in der *Gegenwartsform* und in der *ersten Person* aufschreiben. Also wenn Sie etwa geträumt haben, dass Sie einen Abhang hinuntergestürzt sind, schreiben Sie „ich träume, wie ich gerade einen Abhang hinunterstürze“ und nicht „ich war einen Abhang hinuntergestürzt“ oder „ich sah wie jemand einen Abhang hinunterfiel“. Auch sollten Sie in dieser Alptraumrekonstruktion Ihre Gedanken und Gefühle beschreiben, also etwa „ich denke, jetzt sterbe ich“ oder „ich denke, was wird jetzt aus meinen Kindern?“ oder „ich habe Todesangst und möchte schreien vor Angst, als ich hinunterstürze“.

Die wichtigsten Punkte für die Aufzeichnung von Alpträumen finden Sie zusammengefasst als Arbeitsblatt 2 im Anhang (vgl. S. 84).

Oft ist es so, dass einem beim ersten Aufschreiben gar nicht alles einfällt. Daher kann es hilfreich sein, wenn Sie sich den aufgeschriebenen Alptraum nach ein paar Tagen nochmals zur Hand nehmen und durchlesen. Dann können Ihnen durchaus noch manche weiteren Dinge einfallen oder Sie können das Geschriebene noch weiter ausführen und präzisieren. Es lohnt sich häufig, für einige Zeit ein sogenanntes *Alptraumtagebuch* zu führen, in dem Alpträume möglichst direkt nach dem Aufwachen aufgeschrieben werden.

Einen Fragebogen zur Aufzeichnung von Alpträumen finden Sie als Arbeitsblatt 3 im Anhang (vgl. S. 85).

Bei Personen mit posttraumatischen Alpträumen gelten hier andere Regeln, da die Auseinandersetzung mit dem Alptraum häufig sehr lebhafte und schmerzhafte Erinnerungen an das tatsächliche Trauma weckt. Sie brauchen und sollen Ihre Alpträume nicht so intensiv rekonstruieren, wie oben beschrieben. Oft reicht ein grobes Skizzieren der Handlung des Traumes aus und der Traum darf bewusst in der Vergangenheit beschrieben werden, um einen größeren Abstand zu den Geschehnissen zu schaffen (zu den Besonderheiten bei der Behandlung von Patienten mit Posttraumatischer Belastungsstörung vgl. Kapitel 3.5.5).

Im Rahmen einer IRT können Sie selbstverständlich so viele Alpträume verändern wie Sie möchten. Wenn Sie nur einen immer wiederkehrenden Alptraum haben, ist es klar, dass Sie nur diesen modifizieren müssen. Wenn Sie aber mehrere unterschiedliche Alpträume haben, können Sie diese nacheinander modifizieren. In der Regel fangen Sie dann mit dem Schlimmsten an. Wenn Sie diesen modifiziert haben, identifizieren und rekonstruieren Sie den nächsten, um ihn zu modifizieren und dann den übernächsten und so weiter. Es hat sich allerdings gezeigt, dass es oft gar nicht nötig ist, alle Alpträume, die man hat, zu rekonstruieren und zu modifizieren. Oft reicht die Modifikation eines Traumes aus, um auch ähnliche zum Verschwinden zu bringen. Darum ist es hilfreich, Gruppen von Alpträumen zu bilden (z. B. Verfolgungsträume, Versagensträume, und so weiter) und dann aus jeder Gruppe einen Alptraum zu verändern.

3.5.2 Die eigene Vorstellungskraft schulen

Wenn Sie einen Alptraum rekonstruiert haben, könnten Sie im Prinzip damit anfangen, diesen Alptraum zu modifizieren, also ihn in eine nicht mehr bedrohliche Traumgeschichte zu verwandeln. An dieser Stelle ist es aber oft hilfreich, zuvor noch die eigene Vorstellungskraft, also die eigene Imaginationsfähigkeit, besser kennenzulernen und zu trainieren.

Die Vorstellungskraft unterscheidet sich naturgemäß sehr stark zwischen den Menschen. Manche Personen können sich Dinge oder Situationen sehr gut vorstellen, andere gar nicht. Aber Menschen unterscheiden sich auch darin, mit welchen Sinneskanälen sie sich Dinge gut vorstellen können und mit welchen weniger. Fast kein Mensch hat ein gutes Vorstellungsvermögen auf allen Sinnen (Sehen, Hören, Riechen, Schmecken und Fühlen, also der Tastsinn). Manche können sich gut Bilder vorstellen, andere dafür gut Geräusche oder Berührungsempfindungen.

Um die eigene Vorstellungskraft im Rahmen der Alptraumtherapie kennenzulernen, ist es zunächst wichtig, festzustellen, wie gut die Vorstellungskraft bei den einzelnen Sinnen ist. In einem nächsten Schritt wird dann die Vorstellungskraft trainiert und gesteigert. Sie werden sehen, es kann Spaß machen und ganz einfach sein, seine Imaginationsfähigkeit zu trainieren.

Um festzustellen, bei welchen Sinnen die eigene Vorstellungskraft gut und bei welchen Sinnen sie schwach ausgeprägt ist, sollten Sie sich eine Geschichte vorlesen lassen oder in einem Hörbuch eine Beschreibung anhören und dann prüfen, welche Sinneseindrücke Sie sich besonders gut vorstellen konnten. Am besten geeignet sind aber Fantasiereisen, in denen Sie selbst im Mittelpunkt stehen. Ihr Psychotherapeut oder Ihre Psychotherapeutin kann Ihnen bestimmt Beispiele solcher Fantasiereisen geben. Eine typische Fantasiereise, eine Situation am Strand, finden Sie im folgenden Kasten.

Fantasiereise „Am Strand“

Machen Sie es sich bequem. Schließen Sie die Augen. Sie fühlen Ihren Körper ganz bewusst. Sie sind ruhig. Ihre Hände und Arme sind angenehm schwer. Ihre Füße und Beine sind schwer. Ihr ganzer Körper ist angenehm warm. Ihre Atmung geht ruhig und gleichmäßig. Ihr Kopf ist frei und leicht.

Stellen Sie sich vor, Sie stehen am Strand eines Meeres. Ihre nackten Füße sinken leicht im feuchten Sand ein. Sie spüren die Brandung, die Ihre Fußknöchel umspielt. Das Wasser ist angenehm kühl.

Sie schauen den Strand entlang. Nicht weit von Ihnen entfernt erreicht das Wasser eine Sandburg. Sie riechen das Salz des Meeres, den Seetang, ...

Sie gehen weiter den Strand entlang. Unter Ihren Füßen spüren Sie kleine Steine und Muscheln. Wenn Sie wollen, heben Sie eine der Muscheln auf. Sie hören das gleichmäßige Rauschen des Meeres.

Die Sonne scheint. Ihre Haut ist angenehm warm. Sie spüren einen leichten Wind, der Sie umschmeichelt. Der Wind bläst in Ihr Haar und streicht über Ihre Haut.

Sie sehen wieder auf das Meer. Die Sonnenstrahlen glitzern auf dem Wasser.

Am Strand ist auch eine kleine Bar mit Liegestühlen. Sie gehen dorthin und lassen sich in einem der Liegestühle nieder. Sie merken, dass Sie durstig sind. Ihnen wird ein Glas oder eine Tasse gebracht. Darin ist Ihr Lieblingsgetränk. In Ihrer Hand halten Sie das Getränk. Sie riechen daran. Sie setzen das Glas an die Lippen und trinken. Es schmeckt gut.

Sie atmen tief und befreit durch. Genießen Sie den Augenblick.

Nach einer Weile kommen Sie wieder in die Realität zurück. Sie strecken die Arme und räkeln sich, wie nach einem langen und erholsamen Schlaf. Die Wärme und Ruhe bleibt bei Ihnen. Öffnen Sie nun langsam die Augen und finden Sie sich wieder im Raum zurecht.

Nachdem Sie sich die Geschichte haben vorlesen lassen, überprüfen Sie, was Sie sich gut vorstellen konnten. Konnten Sie sich vorstellen, wie die Wellen an den Strand rollten oder wie beispielsweise die Muscheln aussahen? Konnten Sie das gleichmäßige Rauschen des Meeres hören? Haben Sie eine der Muscheln aufgehoben? Hatten Sie den Eindruck, die Sonne auf Ihrer Haut zu spüren? Konnten Sie sich die Wellen vorstellen, die Ihre Knöchel umspielt haben? Was hatten Sie sich vorgestellt zu trinken? Hatten Sie den Eindruck, das Getränk schmecken zu können? Konnten Sie das Meer riechen?

Anschließend wissen Sie, mit welchen Sinnen Sie sich gut Dinge vorstellen können und mit welchen weniger gut. Für die nachfolgende Alptraummodifikation ist es wichtig, dass Sie vor allem die von Ihnen gut vorstellbaren Sinnesmodalitäten ansprechen, wenn Sie Ihre neue Traumgeschichte erstellen. Wenn Sie sich beispielsweise gehörte und gefühlte Sinneseindrücke gut vorstellen können, sollten Sie in dem modifizierten Alptraum möglichst viele Sequenzen haben, in denen Sie etwas hören oder tasten oder berühren können. Wenn Sie beispielsweise einen Alptraum haben, in dem Sie in einem Parkhaus verfolgt werden und Ihr Verfolger nun in der veränderten Traumfassung aufgehalten wird, können Sie einfügen, dass Sie *hören*, wie Ihr Verfolger von einer anderen Person angesprochen wird, dass Sie *spüren*, wie Sie Ihr rettendes Auto erreichen, sich hineinsetzen und die Tür von innen verschließen und dass Sie *hören*, wie Sie den Motor aufheulen lassen um schnell der Situation zu entkommen und wie dieses Gefühl des Davonfahrens Ihnen die Gewissheit gibt, in Sicherheit zu sein.

Der letzte Teil der Verbesserung der Vorstellungskraft betrifft die Veränderung der Vorstellung. Bislang hatten Sie sich Situationen vorgestellt oder nachempfunden, die von außen vorgegeben wurden. Nun geht es darum, dass Sie eine solche vorgestellte Situation mit Ihrer eigenen Fantasie verändern können und sollen. Um an dem Beispiel des Strandes zu bleiben:

Vorstellungsübung

Stellen Sie sich vor, Sie liegen bei schönstem Sonnenschein in einem Liegestuhl und Sie dösen ein. Plötzlich erwachen Sie, weil es kühl geworden ist. Sie öffnen die Augen und sehen, dass dicke Wolken aufgezogen sind. Die Sonne ist verschwunden und es geht ein kühler Wind. Da fängt es auch schon an zu regnen. Die ersten dicken Regentropfen fallen auf Ihren Bauch, Ihre Beine und Arme. Schnell werden es mehr. Höchste Zeit, jetzt ....

Und da ist es nun an Ihnen, besser gesagt, an Ihrer Vorstellungskraft, die Situation zu Ihrem Vorteil zu ändern. Was könnten Sie sich vorstellen zu tun? Eine Möglichkeit wäre, sich vorzustellen, dass Sie sofort aufstehen und schnell einen trockenen Platz aufsuchen, zum Beispiel eine Strandhütte. Sie könnten sich aber auch vorstellen, dass Sie jetzt ins Wasser gehen, wo es wärmer und angenehmer ist als im Regen. Sie können aber auch in Ihrer Fantasie etwas ganz anderes machen, zum Beispiel die Wolken vertreiben und die Sonne wieder scheinen lassen. Oder Sie können ein riesengroßes Zelt über den Strand herzaubern, sodass Sie wieder im Trockenen sind.

Sie sehen, Ihrer Fantasie sind keine Grenzen gesetzt, so wenig wie in Ihren Alpträumen. Sie haben also grundsätzlich alle Möglichkeiten, unliebsame Vorstellungen durch die Kraft Ihrer Fantasie in angenehme Vorstellungen umzuwandeln. Diese Übungen sind anfangs sicherlich nicht einfach. Vielen Menschen fallen anfangs nicht so viele Möglichkeiten ein, wie Sie in Ihrer Fantasie zum Beispiel mit dem plötzlichen Wetterumschwung am Strand umgehen können. Aber je länger Sie sich mit solchen Fantasien beschäftigen und je mehr Sie fantastische und unrealistische Vorstellungen zulassen, desto leichter können Sie Ihre Vorstellungen zum Angenehmen ändern. Was fällt Ihnen denn noch ein, was Sie am Strand tun könnten, wenn Sie eingedöst sind und plötzlich vom Regen überrascht werden? Da es eine Fantasie ist, muss die Antwort nicht unbedingt realistisch sein.

3.5.3 Den Alptraum modifizieren – die Alptraumgeschichte umschreiben

Damit kommen wir nun zum Kern der IRT, dem Umschreiben des Alptraums, also der Modifikation des Alptraums. Bei der Umschreibung des Alptraums geht es darum, dem Alptraum die Elemente zu nehmen, die die starken negativen Gefühle auslösen. Also das, was die Angst oder den Hass oder welche Gefühle auch immer auslöst. Wenn Sie sich Ihren Alptraum genauer anschauen, werden Sie feststellen, dass nicht alle Elemente Ihres Traums diese stark unangenehmen Gefühle auslösen. Oft beginnt ein Alptraum relativ harmlos und erst ab einem bestimmten Moment wird der Traum bedrohlich. Oder es gibt bestimmte Details oder Elemente, die den Traum zum Alptraum werden lassen. Diese Elemente müssen aus dem Alptraum *entfernt* und durch andere ersetzt werden.

Der modifizierte Traum sollte zugleich auch noch so nahe wie möglich an dem ursprünglichen Alptraum sein. Deshalb ist es wichtig, alle jene Elemente des Alptraums, die keine oder zumindest keine sehr starken unangenehmen Gefühle auslösen, auch in dem modifizierten Traum zu belassen. Das können zum Beispiel der Ort des Geschehens, die Rahmenhandlung oder bestimmte beteiligte Personen sein. Das heißt, Sie müssen auch feststellen, welche Elemente in dem ursprünglichen Traum *bleiben* können. Diese sollten dann auch in der neuen Traumgeschichte enthalten sein, weil sie dafür sorgen, dass der neue, modifizierte Traum dem ursprünglichen Alptraum ähnlich ist und damit die Wahrscheinlich erhöht ist, dass sich der neue Traum an die Stelle des ursprünglichen Alptraums setzt.

Sie haben daher in einem ersten Schritt diese zwei Dinge zu tun:

1. Feststellen, welche Elemente des Alptraums auch in dem umgeschriebenen Traum enthalten sein sollen und
2. feststellen, welche Elemente heraus müssen, weil sie die unangenehmen Gefühle auslösen und den Traum damit zu einem Alptraum werden lassen.

Feststellen, welche Elemente des Alptraums im modifizierten Traum erhalten bleiben und welche entfernt werden sollen

Beispielsweise beginnt der Alptraum einer Frau damit, dass sie mit ihrem Fahrrad an einem schönen Sommerabend auf einem Feldweg unterwegs ist. Sie fährt weiter durch einen Wald, wo sie zunächst ein Knacken im Unterholz hört und dann einen Mann aufspringen und auf sich zulaufen sieht. Hier könnte der Anfang, wo sie mit dem Fahrrad auf dem Feldweg fährt, entspannt und glücklich an dem schönen Sommerabend, auch in der neuen Traumgeschichte bleiben. Dieser Teil schafft die Rahmenhandlung des Traums, führt in die Traumgeschichte ein und löst auch noch keine unangenehmen Gefühle aus. Im Gegenteil, er ist mit angenehmen, positiven Gefühlen verbunden. Ab der Stelle, wo sie in den Wald kommt und dann das Knacken im Unterholz hört und den Mann auf sich zuspringen sieht, wird der vormals angenehme Traum zum Alptraum. Daher sollten diese Elemente, also der Wald, das Knacken im Unterholz und der Mann, aus der Traumgeschichte entfernt beziehungsweise so verändert werden, dass der modifizierte Traum keine starken negativen Gefühle mehr hervorruft.

Anhand des zuvor rekonstruierten Alptraums (vgl. Kapitel 3.5.1) gehen Sie also Stück für Stück den Traum durch und überlegen sich, welche Elemente in dem modifizierten Traum weiterhin enthalten sein sollen und welche heraus sollen, weil sie die Angst oder die unangenehmen Gefühle erzeugen. Diese Aufgabe machen Sie in der Regel mit Ihrer Psychotherapeutin oder Ihrem Psychotherapeuten zusammen. Sie besprechen also gemeinsam, welche Elemente aus dem ursprünglichen Alptraum weiterhin in dem modifizierten Traum enthalten sein sollen und welche herausgenommen und durch andere Elemente ersetzt werden sollen. Wenn Sie selbst, also ohne die Hilfe von Psychotherapeuten diese Alptraummodifikation vornehmen, müssen Sie allein entscheiden, welche Elemente verbleiben und welche ersetzt werden sollen.

Sehr hilfreich ist dazu die Verwendung einer Tabelle, die Sie als Arbeitsblatt 4 im Anhang finden (vgl. S. 88).

Alternativen für die zu entfernenden Elemente finden

Damit kommen wir zum nächsten Schritt der Alptraummodifikation, dem Ersetzen der Traumelemente, die im modifizierten Traum nicht mehr vorkommen sollen. Auf der Suche nach *Alternativen* gehen Sie in mehreren Schritten vor: zuerst überlegen Sie sich, welche Alternativen ganz *grundsätzlich* in Frage kommen. Für das Beispiel mit der Verfolgung könnte das für das Element „Mann“ beispielsweise sein, dass gar kein Mann auftaucht, dass der Mann sich als Bekannter entpuppt, dass der Mann in die Flucht geschlagen werden kann, und so weiter. Dann werden die Alternativen dahingehend geprüft, wie gut Sie sich diese *vorstellen können.* Wenn Ihnen zum Beispiel die Alternative einfällt, dass Sie den Angreifer zusammenschlagen, kann es sein, dass Sie diese Lösung wieder streichen, weil Sie sich gar nicht vorstellen können, überhaupt einen Menschen niederzuschlagen. Außerdem ist wichtig, dass die gewählten Alternativen in die gesamte Traumgeschichte *passen*, sich also am Ende eine stimmige Traumgeschichte ergibt. Es ist möglich, dass Sie eine Lösung gefunden haben, die Sie sich auch vorstellen können, die aber gar nicht in den Traum passt, was dann auch nicht sehr hilfreich wäre. Haben Sie eine erste, in sich schlüssige, Traumgeschichte erstellt, wird diese mithilfe einer *Vorstellungsübung* dahingehend geprüft, ob sie keine unangenehmen Gefühle mehr bei Ihnen auslöst. Fragen Sie sich bei der Übung immer: „Könnte ich mit diesem Traum ruhig weiterschlafen?“. Können Sie diese Frage mit „ja“ beantworten, sind Sie Ihrem Ziel ein ganzes Stück näher gekommen. Falls die Antwort „nein“ oder „ich bin mir nicht sicher“ lautet, sollten Sie Ihre Traumgeschichte weiter verändern. Häufig werden mehrere Überarbeitungsphasen benötigt, bis man zu einem zufriedenstellenden Ergebnis kommt. Lassen Sie sich davon nicht entmutigen! (Das genaue Vorgehen für das Üben der neuen Traumgeschichte wird in Kapitel 3.5.4 beschrieben.) Das Suchen nach Alternativen für die zu entfernenden Traumelemente ist der kreativste und oft interessanteste Teil der gesamten Alptraummodifikation, der vielen Patientinnen und Patienten Spaß macht.

Alternativen für die zu entfernenden Elemente aus dem ursprünglichen Alptraum zu finden, kann am Anfang schwer sein. Es kann sein, dass Ihnen keine einzige Möglichkeit einfällt, wie Sie den Traum verändern könnten. Das ist auch nicht verwunderlich, denn Sie sind vermutlich durch den Alptraum so auf dessen Verlauf fixiert, dass Ihnen zuerst gar kein anderer Ablauf des Alptraums möglich erscheint. Außerdem sind Sie es von Ihren Alpträumen gewohnt, in der Rolle des „hilflosen Opfers“ zu sein. Das soll sich im Verlauf der Alptraummodifikation jedoch ändern. Daher ist es gut, wenn Sie die Übungen zur Steigerung der Vorstellungskraft (vgl. Kapitel 3.5.2) gemacht haben und dabei festgestellt haben, dass mit Hilfe der Fantasie immer neue Ideen und Handlungsabläufe gefunden werden können. Die Alternativen zu den zu entfernenden Elementen können dabei realistisch oder wirklichkeitsnah sein, sie können aber auch sehr unwirklich und im wahrsten Sinne des Wortes fantastisch sein. Das spielt keine Rolle, die Naturgesetze wie Schwerkraft und ähnliches gelten im Traum nicht! Auch ist es im Traum erlaubt, zu Mitteln zu greifen, die im Alltag nicht angemessen erscheinen, beispielsweise seinen Angreifer mit dem Baseball-Schläger niederzuschlagen. Alles ist möglich, sofern es Ihnen hilft, dem modifizierten Traum eine neue, weniger angsteinflößende Handlung zu geben und diese Alternativen sich für Sie passend anfühlen. An dem oben genannten Beispiel von der Frau, die mit ihrem Fahrrad in den Wald fährt und dort von einem Mann angegriffen wird, könnten diese Alternativen zum Beispiel sein, dass sie in den Wald fährt, dort aber gar nichts passiert, sondern sie den Wald durchquert und dann nach Hause fährt. Oder sie fährt in den Wald, hört das Knacken im Unterholz, erschrickt kurz und sieht dann aber einen Vogel auffliegen oder ein Kaninchen davonlaufen. Eine Variante, die näher am ursprünglichen Alptraum ist, wäre, dass sie in den Wald fährt, das Knacken hört und sogar einen Mann auf sich zulaufen sieht. Der Mann ist aber der Förster, der sie freundlich grüßt und ihr noch einen schönen Abend wünscht. Auch wäre denkbar, dass der Mann tatsächlich eine böse Absicht hat, sie ihn aber – allein oder mithilfe weiterer Personen – in die Flucht schlagen oder unschädlich machen kann.

Die eben genannten Beispiele sind alle sehr realistisch und für den genannten Alptraum vermutlich auch gut geeignet. Es gibt aber auch fantastischere Alternativen, die an die Stelle der zu entfernenden Elemente gesetzt werden können. Das könnte in dem genannten Beispiel etwa sein, dass die Radfahrerin den fremden Mann aus dem Unterholz auf sich zukommen sieht und dann mit ihrem Fahrrad einfach davonfliegt oder dass sie mit einem Zauberspruch den Mann wegzaubert. Bei vielen Träumen und auch dem genannten Beispiel sind solche fantastischen Lösungen oft gar nicht nötig oder wirken auf einige sogar unpassend. Bei manchen Alpträumen, die weniger realistisch sind als das Beispiel oder kaum eine Handlung haben, sind diese aber oft die beste oder einzige Lösung. Für welche Alternative Sie sich entscheiden, hängt ganz allein von Ihnen ab. Sie können entscheiden, wie Sie Ihren Traum verändern wollen. Wichtig ist nur, dass die neuen Alternativen für den Traum die im Kasten aufgelisteten Voraussetzungen erfüllen:

Merke: Die neuen Alternativen für den Traum

- müssen Sie sich gut vorstellen können,
- müssen in die neue Traumgeschichte passen,
- müssen zu Ihnen passen (also dass Sie darin nicht etwas tun, was Sie nie tun würden oder wenn, muss es sich als Traumvariante stimmig anfühlen),
- dürfen zu keinen starken negativen Gefühlen führen.

Wenn Sie die Alptraummodifikation im Rahmen einer Psychotherapie durchführen, ist Ihnen Ihr Psychotherapeut oder Ihre Psychotherapeutin dabei behilflich, solche alternativen Verhaltensweisen für den Traum zu finden. Für eine außenstehende Person ist es oft viel einfacher als für Sie selbst, eine Fülle an Alternativen für die Alptraumbestandteile zu finden, die Sie entfernen wollen. Es ist anfangs hilfreich, möglichst mehrere Alternativen zu haben, die durchaus auch ganz unterschiedlich sein können. Darauf sollten Sie auch achten, wenn Sie die Alptraumveränderung alleine durchführen. Denn Sie wissen zu Anfang noch nicht, welche der Alternativen am Ende am besten in die gesamte Traumgeschichte passt. Das können Sie oft erst feststellen, wenn Sie für alle negativen Elemente Alternativen gefunden haben und sich die neue Traumgeschichte intensiv vorgestellt haben. Daher sollten Sie ruhig mehrere solcher alternativer Elemente oder Abläufe für diese Traumelemente haben, die Sie in den veränderten Traum aufnehmen können. Fällt Ihnen gar nichts ein, können Sie sich fragen, was für Alternativen es für das jeweilige Element *im Allgemeinen* gibt, also unabhängig von Ihrem Traum. Ist es im Traum bedrohlich dunkel überlegen Sie sich also, was man grundsätzlich gegen Dunkelheit tun kann (Licht anschalten, die Sonne aufgehen lassen, eine Taschenlampe dabei haben, Feuer machen, und so weiter). Erst danach prüfen Sie, welche dieser Möglichkeiten in Ihre Traumgeschichte passen könnte. Eine andere Möglichkeit ist, sich zu überlegen, was *andere Personen* an Ihrer Stelle tun würden. Wenn Sie sich selbst in einer Bedrohungssituation hilflos fühlen, könnten Sie sich beispielsweise vorstellen, was Ihre beste Freundin tun würde und kämen auf die Idee, laut um Hilfe zu rufen oder ein Pfefferspray zu zücken.

Fassen wir noch einmal zusammen:

Wenn Sie einen Alptraum verändern wollen, ermitteln Sie zunächst, welche Elemente des ursprünglichen Alptraums erhalten bleiben und welche herausgenommen oder verändert werden sollen. Sie suchen für jedes dieser Elemente mehrere Alternativen, die Sie stattdessen in die neue Traumgeschichte einbauen können. Diese Alternativen prüfen Sie dahingehend, ob Sie sich die überhaupt vorstellen können und ob sie in den Traum passen. Dadurch fallen von den ursprünglichen Alternativen einige wieder weg, weil sie diese Bedingungen nicht erfüllen. Aus den verbleibenden Alternativen erstellen Sie eine neue Traumgeschichte. Diese neue Traumgeschichte stellen Sie sich vor (imaginieren) und überprüfen, ob sie noch starke negative Gefühle auslöst.

Wie das geht, wird im nächsten Kapitel beschrieben. Vorher wollen wir aber anhand der Abbildung 2 das Vorgehen bei der Alptraummodifikation nochmals schematisch zusammenfassen. Sie sind jetzt an der Stelle, an der „Neuer Traum Version 1.0“ steht.

Version 1.0 bezieht sich darauf, dass es in der Vorstellung des neuen Traums durchaus noch vorkommen kann (das ist sogar ganz normal), dass Sie feststellen, dass Ihre gewählten Alternativen doch nicht so gut sind, weil sie vielleicht immer noch Angst erzeugen oder doch nicht richtig in den Traumablauf passen. Dann müssen diese nochmals geändert oder ersetzt werden.

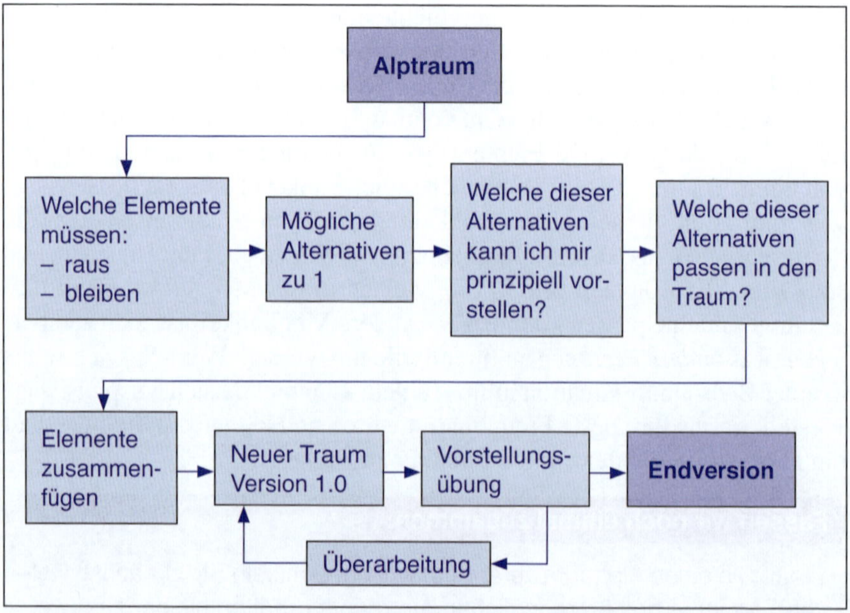

Abbildung 2: Schrittweises Vorgehen bei der Alptraummodifikation im Überblick (aus Thünker & Pietrowsky, 2011)

Nach jeder weiteren Änderung haben Sie eine neue Traumversion, etwa Version 2.0. Dieser Prozess wird so lange wiederholt, bis Sie eine endgültige Traumversion haben, die stimmig ist und keine Angst oder stark negative Gefühle mehr erzeugt.

3.5.4 Den modifizierten Alptraum üben

Wenn Sie eine erste Version Ihres modifizierten Alptraums haben, eine Traumgeschichte also, die kein Alptraum mehr ist, sondern ein Traum, der keine Angst oder sonstigen negativen Gefühle mehr erzeugen soll, muss diese Traumversion vorgestellt werden. Die Vorstellung im wachen Zustand ist ein ganz wichtiger Bestandteil der Imagery Rehearsal Therapy (IRT). Die wiederholte Vorstellung des Traums führt dazu, dass dieser Traumablauf immer mehr verinnerlicht wird und sich allmählich an die Stelle des ursprünglichen Alptraums setzt. Dieser wird somit in gewisser Weise „überschrieben“. Damit das aber stattfinden kann, ist eine regelmäßige wiederholte Vorstellung des neuen Traums notwendig. Sie müssen also fleißig üben. Bis es soweit ist, brauchen Sie aber zunächst einmal eine zufriedenstellende Fassung Ihrer Traumgeschichte.

Die erste Vorstellungsübung findet zusammen mit Ihrer Psychotherapeutin oder Ihrem Psychotherapeuten statt. Dazu wird sie oder er den modifizierten Alptraum vorlesen oder vorgeben, ganz ähnlich wie eine Fantasiereise. Während dieser Imagination sollten Sie Ihre Augen geschlossen halten und sich entspannt hinsetzen, um sich ganz der Vorstellung des modifizierten Traums widmen zu können. Während dieser ersten Imagination werden Sie feststellen, ob die neue Traumgeschichte wirklich geeignet ist, oder ob nicht doch noch an manchen Stellen etwas Angst oder ein anderes unangenehmes Gefühl auftritt. Das sollten Sie auf jeden Fall mit Ihrer Therapeutin oder Ihrem Therapeuten besprechen, um die Traumgeschichte entsprechend abzuändern. Die Änderung erfolgt wie oben beschrieben dadurch, dass Sie sich neue Alternativen für diese Stellen ausdenken und in die Traumgeschichte einfügen.

Wichtig ist, dass Sie nach dieser ersten Imagination und gegebenenfalls notwendig gewordenen Änderungen regelmäßig (mindestens einmal täglich) eine solche Imagination Ihres modifizierten Traums durchführen. Es hat sich als hilfreich erwiesen, wenn Sie das immer zur gleichen Uhrzeit machen. So denken Sie am ehesten daran und vergessen es nicht. Auch für die Durchführung der Imaginationen zu Hause sollten Sie dafür sorgen, dass Sie möglichst ungestört sind. Also, dass niemand in Ihr Zimmer kommt, kein Telefon klingelt und Sie auch sonst nichts von dieser intensiven Vorstellungsübung ablenkt. Es ist gut, aber nicht notwendig, wenn Sie diese Vorstellungsübungen abends oder vor dem Schlafengehen machen. Eine kurze Traumgeschichte können Sie sich vermutlich merken und dann in Gedanken während der Imagination durchgehen. Wenn die Traumgeschichte länger ist und Sie sich diese möglicherweise nicht oder nicht in allen Einzelheiten merken können, können Sie sie auf Tonband oder als Audiodatei aufnehmen und während der Imagination abhören. Oder Ihr Therapeut/Ihre Therapeutin spricht sie auf und gibt sie Ihnen mit nach Hause.

Auch jetzt, wenn Sie schon eine vermeintliche Endversion Ihres neuen modifizierten Traums haben, kann es noch vorkommen, dass Sie feststellen, dass vielleicht doch noch unangenehme Gefühle oder Erinnerungen durch diese Traumgeschichte hervorgerufen werden oder die Geschichte an der einen oder anderen Stelle noch nicht ganz stimmig ist. Stimmig meint, dass an keiner Stelle ein Bruch im Handlungsablauf vorkommt, der Sie stört oder den Sie für unrealistisch halten. Wenn das der Fall ist, besprechen Sie das in der nächsten Therapiestunde und dann wird Ihre Therapeutin oder Ihr Therapeut nochmals eine Änderung der Traumgeschichte mit Ihnen vornehmen. Das gilt natürlich auch für den Fall, dass der modifizierte Traum noch unangenehme Gefühle oder Gedanken auslöst.

Wenn Sie die Alptraummodifikation ohne therapeutische Unterstützung durchführen, müssen Sie selbstverständlich schon die erste Imagination des neuen Traums allein durchführen. Bei einer längeren Traumgeschichte ist es hilfreich, wenn Sie sich diese von jemandem vorlesen lassen, nachdem Sie sie vorher aufgeschrieben haben. Oder Sie nehmen sie auf Tonband oder als Audiodatei auf und hören diese Aufzeichnung während der Imagination an. Wenn Sie während der Imagination feststellen, dass die neue Traumgeschichte inhaltlich nicht stimmig ist oder immer noch negative Gefühle auslöst, müssen Sie den modifizierten Traum an diesen Stellen weiter ändern.

Wie lange sollten Sie die Imagination des modifizierten Traums üben?

In der Regel geht man davon aus, dass das mindestens eine Woche, besser zwei Wochen täglich stattfinden sollte. Danach kann es sinnvoll sein, sich den neuen Traum noch einige Zeit gelegentlich (alle paar Tage) vorzustellen. Sie werden dann nach dieser Zeit feststellen, dass Ihre Alpträume seltener werden oder gar ganz verschwinden. Wenn Sie weiterhin noch Alpträume haben, sind diese meistens nicht mehr so schlimm. Das heißt, Sie empfinden nicht mehr so viel Angst und keine so starke Hilflosigkeit bei den Träumen. Auch die Angst, dass die Alpträume wiederkommen könnten, wird dadurch weniger werden. Wenn sich die Verminderung der Anzahl der Alpträume und der mit ihnen verbundenen Angst nicht einstellt, führen Sie die Imagination des modifizierten Alptraums so lange fort, bis Sie diesen Effekt bemerken. Fragen Sie sich auch, ob die neue Traumgeschichte nicht vielleicht doch zu „weit weg" vom ursprünglichen Traum ist. Falls Sie in psychotherapeutischer Behandlung sind, können Sie dieser Frage gemeinsam mit Ihrer Therapeutin oder Ihrem Therapeuten nachgehen.

Haben Sie mehrere unterschiedliche Alpträume, dann können Sie nach der erfolgreichen Behandlung des ersten Alptraums zur Modifikation des nächsten Alptraums gehen. Das Vorgehen ist genauso wie bei der Modifikation des ersten Alptraums. Sie werden feststellen, dass es Ihnen bei der Modifikation des zweiten Alptraums schon leichter fällt, alternative Traumhandlungen oder Lösungen für die zu entfernenden Alptraumelemente zu finden. Selbst wenn Sie viele verschiedene Alpträume haben, müssen Sie vermutlich nicht mehr als drei bis vier Ihrer Alpträume modifizieren, um die Alpträume zum Verschwinden zu bringen. Das hat damit zu tun, dass sich Ihre Fähigkeit, die unangenehmen emotionalen Träume zu überschreiben, immer mehr ausbreitet, auch auf nicht extra modifizierte Alpträume.

Wenn Sie unter posttraumatischen Alpträumen leiden, also unter Alpträumen, in denen Sie immer wieder von einem tatsächlich stattgefundenen traumatischen Ereignis träumen, sind einige Besonderheiten bei der Alptraummodifikation zu beachten. Auf diese gehen wir im nächsten Kapitel genauer ein.

3.5.5 Besonderheiten bei posttraumatischen Alpträumen

Das Wichtigste vorweg:

Wenn Sie unter posttraumatischen Alpträumen leiden, weil sie ein psychisches Trauma erlitten haben, sollten Sie eine Alptraumbehandlung nicht ohne psychotherapeutische Hilfe durchführen.

Bei posttraumatischen Alpträumen ist es deutlich weniger wichtig als bei anderen Alpträumen, dass der Alptraum detailliert rekonstruiert wird. Das ist schon deshalb in den allermeisten Fällen nicht nötig, weil der Alptraum sehr gut erinnert werden kann. Für viele Betroffene ist es sehr belastend, über den Alptraum und dem ihm zugrunde liegenden Ereignis zu sprechen. Daher reicht es bei posttraumatischen Alpträumen meistens, den Alptraum nur grob zu beschreiben. Dies gilt insbesondere für diejenigen Abschnitte und Elemente des Alptraums, die im weiteren Verlauf der Alptraumveränderung ohnehin aus der Traumgeschichte entfernt würden. Elemente, die im Traum verbleiben sollen, können hingegen im Detail beschrieben werden. Oft ist es auch hilfreich, den Alptraum eher distanziert zu beschreiben.

Hierzu kann die Vergangenheitsform statt der Gegenwartsform gewählt werden. Gegebenenfalls kann der Alptraum außerdem in der dritten Person beschrieben werden. Wenn Sie also wiederholt von Ihrem Verkehrsunfall träumen, schreiben Sie nicht „Ich sehe, wie das andere Auto ungebremst von hinten auf mich zurast, wo ich am Stauende stehe“ sondern: „Er sah das Auto ungebremst auf sich zurasen“.

Auch bei den Übungen zur Verbesserung der Vorstellungskraft ist besondere Vorsicht geboten. Es kann sein, dass solche Übungen, weil sie die Vorstellung anregen und damit auch leichter Erinnerungen lebendig werden lassen können, bereits intensive Erinnerungen an das erlebte Trauma wachrufen. Das kann dann unter Umständen zu unerwünschten Folgen, vor allem sogenannten *Dissoziationen* oder *Flashbacks*, führen. Aus diesem Grund ist es auch wichtig, solche Übungen nicht ohne fachliche Begleitung durchzuführen, falls Sie ein Trauma erlebt haben. Zudem ist es sehr wichtig, dass Betroffene über Möglichkeiten verfügen, im Fall des Dissoziierens aus diesem Zustand möglichst schnell wieder herauszukommen. Dies kann mit Hilfe von bestimmten Übungen und Techniken erfolgen, die Psychotherapeutinnen und Psychotherapeuten können, und die Betroffene nach Möglichkeit schon vor einer Alptraumtherapie erlernt haben sollten. Eine solche Übung ist beispielsweise die „Übung vom sicheren Ort“. Mit Hilfe dieser Übung ist es möglich, dass Menschen mit traumatischen Erfahrungen, wenn sie von ihren traumatischen Erinnerungen überschwemmt werden und sich diesen hilflos ausgesetzt fühlen, schnell wieder aus diesen zurückkehren können.

Die Alptraummodifikation, also die Umschreibung des posttraumatischen Alptraums, erfolgt im Prinzip genauso wie bei anderen Alpträumen. Auch wenn den posttraumatischen Alpträumen ein tatsächlich erlebtes Ereignis zugrunde liegt, kann die Traumgeschichte, die eine Erinnerung oder ein Wiedererleben des Traumas darstellt, verändert werden. Dabei wird selbstverständlich der veränderte Traumhergang immer nur ein gewünschter, aber nicht tatsächlich erfolgter, harmloser Ausgang dieses Ereignisses sein. Ein ausführliches Beispiel für die Modifikation eines posttraumatischen Alptraums findet sich im Kapitel 4.2. Gerade bei der Veränderung von posttraumatischen Alpträumen ist es besonders wichtig, solche Alternativen für die zu ersetzenden traumatischen Inhalte zu finden, die den Betroffenen auch realistisch und für die Situation passend vorkommen. Die Alptraumveränderung ist erst dann erfolgreich, wenn die Vorstellung der neuen Traumgeschichte weitestgehend angstfrei geschieht und Sie sich während der Imagination sicher fühlen.

Bei der Erarbeitung und vor allem der Vorstellung des modifizierten Traums kann es auch immer wieder zu einer Überflutung mit Bildern des ursprünglichen Alptraums und somit des Traumas und zu Dissoziationen kommen. Daher ist es auch und gerade in diesem Abschnitt der Alptraumbehandlung besonders wichtig, mit entsprechenden Übungen (wie etwa der Übung vom sicheren Ort) diese Dissoziationen beenden zu können.

3.6 Medikamentöse Behandlung

Alpträume können nicht medikamentös behandelt werden. Zwar gibt es Möglichkeiten, mit Medikamenten die Alptraumhäufigkeit zu reduzieren, diese Medikamente wirken aber nicht auf die Alpträume selbst, sondern sie verändern die Schlafstörungen, die oft mit Alpträumen einhergehen, vor allem bei Personen mit Posttraumatischen Belastungsstörungen. So reduzieren angstlösende und schlaffördernde Medikamente (vor allem die sogenannten Benzodiazepine) die körperliche Erregung und Angst, die in der Regel mit einer Posttraumatischen Belastungsstörung einhergehen. Dadurch führen sie zu einem besseren Einschlafen. Die Benzodiazepine sind etwa unter den Handelsnamen Valium®, Lexotanil®, Rohypnol® oder Tavor® bekannt. Weil diese Medikamente auch den REM-Schlaf reduzieren, in dem die Alpträume auftreten, haben sie auch darüber einen förderlichen Effekt auf die Alpträume. Wenn sie aber abgesetzt werden, kommt es oft zu einer deutlichen Zunahme des REM-Schlafs was mit deutlich mehr Alpträumen einhergehen kann. Auf das Absetzen zu verzichten wäre hingegen genau der falsche Weg, da die Benzodiazepine ein sehr hohes Suchtpotenzial haben (schon nach einigen Wochen regelmäßiger Einnahme kann man davon abhängig sein). Daher ist von einer längeren Einnahme dieser Medikamente unbedingt abzuraten. Die Abhängigkeit von Benzodiazepinen ist etwa ähnlich gravierend und ähnlich schwer zu behandeln wie die Alkoholabhängigkeit.

Andere Medikamente, wie etwa Antidepressiva (Mittel gegen Depressionen) oder Neuroleptika (Mittel gegen Schizophrenien) können ebenfalls angstreduzierend sein und die körperliche Erregung senken. Aber diese Medikamente können unter Umständen sogar Alpträume auslösen, so dass sie ebenfalls nicht geeignet sind, Alpträume zu behandeln.

Allein von dem blutdrucksenkenden Medikament Prazosin (Handelsname Minipress®) ist bekannt, dass es bei Personen mit posttraumatischen Alpträumen erfolgreich die Alptraumhäufigkeit reduzieren kann. Dieses Medikament führt neben der Blutdrucksenkung wahrscheinlich auch zu einer vegetativen Entspannung. Zudem reduziert es vermutlich den leichten Non-REM-Schlaf (Schlafstadien 1 und 2) und senkt damit die Wahrscheinlichkeit für das Auftreten von posttraumatischen Alpträumen. Es ist jedoch zu beachten, dass auch die Reduktion der posttraumatischen Alpträume durch Prazosin keine ursächliche Behandlung der Alpträume im Sinne einer Heilung darstellt und nach Absetzen des Medikaments diese wieder zunehmen, abgesehen von einem eventuell unerwünschten Effekt auf den Blutdruck.

3.7 Was ist bei der Behandlung von Alpträumen bei Kindern zu beachten

Obwohl Kinder und Jugendliche relativ oft Alpträume haben, ist dieser Ratgeber vornehmlich für die Behandlung und den Umgang mit Alpträumen bei Erwachsenen konzipiert. Das liegt daran, dass Alpträume bei Kindern oft ein normales Phänomen sind und von alleine wieder verschwinden, also keine Krankheit oder Störung darstellen. Erst wenn Alpträume bei Kindern sehr häufig auftreten (ein Alptraum oder mehrere pro Woche), oder diese über eine lange Zeit (mehrere Monate) anhalten oder aus sonstigen Gründen eine starke Belastung und Beeinträchtigung für das Kind oder seine Eltern darstellen, ist eine Behandlung der kindlichen Alpträume angezeigt. Gerade bei Kindern kommt es auch häufig vor, dass sie aufgrund ihrer Alpträume Angst vor dem Einschlafen haben. Auch dann sollte etwas gegen die Alpträume unternommen werden.

Alpträume bei Kindern können ähnlich wie die bei Erwachsenen mit einer Therapie behandelt werden, die sich an der Imagery Rehearsal Therapy orientiert. Vor allem jüngere Kinder werden angeleitet, ihren Alptraum zu malen oder zu zeichnen. Anschließend wird das Bild so verändert, dass die negativen Gefühle reduziert werden. Beispielsweise kann in eine Angriffssituation ein Helfer eingezeichnet werden. Es ist sehr wichtig, den Kindern dabei wenig Vorgaben zu machen, wie der neue Traumverlauf aussehen könnte, um die Vorstellungskraft nicht einzuengen. Wie bei der Therapie der Erwachsenen kann die Lösungsstrategie aber durchaus fantastischer

Natur sein und muss nicht der Wirklichkeit entsprechen, zum Beispiel kann das Kind die Mutter oder einen Freund herbeibeamen, um es zu retten oder einen Zauberstab verwenden. Es können auch weitere Hilfsmittel verwendet werden. Beispielsweise kann ein Kind, das sich einen Hund als Beschützer vorstellt, ein entsprechendes Kuscheltier mit ins Bett nehmen, um sich an die neue Traumgeschichte zu erinnern. Anders als bei der Therapie von Erwachsenen wird die neue Traumgeschichte nicht explizit vorgestellt (imaginiert). Vielmehr werden die Kinder angehalten, sich mit der Traumgeschichte auseinanderzusetzen, also das gemalte Bild anzuschauen und über das gemalte Bild (oder die aufgeschriebene Traumgeschichte) mit den Eltern zu sprechen. Auch die Wiederholung in Form einer Gute-Nacht-Geschichte wäre denkbar. Den Eltern kommt in der Therapie eine wichtige Rolle zu. Sie sollen die Traumgeschichte mit dem Kind regelmäßig trainieren, also über das gemalte Bild oder die geschriebene Geschichte mit dem Kind sprechen. Dies sollte am besten täglich über zwei Wochen erfolgen.

Eine Behandlung der Alpträume bei Kindern können grundsätzlich die Eltern nach den hier beschriebenen Verfahren durchführen. Es wird jedoch empfohlen, eine solche Behandlung mit fachlicher Hilfe von Kinder- und Jugendlichenpsychotherapeuten oder -therapeutinnen durchzuführen. Dies gilt insbesondere bei traumatisierten Kindern und Jugendlichen.

Neben der eigentlichen Bewältigung der Alpträume durch das regelmäßige Trainieren der Bewältigungsstrategie mit dem Kind, können die Eltern noch auf andere Art und Weise hilfreich und unterstützend für das an Alpträumen leidende Kind sein. So ist es empfehlenswert, das Kind, wenn es in der Nacht einen Alptraum hat und erwacht, zu trösten. Dieser Trost soll die Ängste und Befürchtungen des Kindes ernst nehmen und vor allem bei jüngeren Kindern sich nicht auf den – oft gut gemeinten – Rat „das war ja nur ein Traum“ beschränken. Da Kinder bis zu einem bestimmten Lebensalter nicht zwischen Traum und Wirklichkeit zu unterscheiden vermögen, halten sie den erlebten Traum auch nach dem Erwachen noch für wahr. Eltern können ihre Kinder etwa dadurch wirkungsvoll unterstützen und trösten, dass sie zum Beispiel unter dem Bett oder hinter dem Schrank nachschauen, um dem Kind so die Sicherheit zu geben, dass keine Gefahr mehr droht. Oberstes Ziel des Tröstens und solcher Maßnahmen, die die Traumängste des Kindes ernst nehmen, ist es, das Kind zu beruhigen, so dass es wieder einschlafen kann.

3.8 Was kann ich von der Behandlung erwarten?

Das vorgestellte Behandlungsverfahren der Imagery Rehearsal Therapy (IRT) ist für Erwachsene wissenschaftlich sorgfältig auf Wirksamkeit überprüft worden. Eine Behandlung der Alpträume mit der IRT führt zu einem Rückgang der Häufigkeit der Alpträume und zu weniger Angst und Hilflosigkeit während derjenigen Alpträume, die dann noch auftreten. Ebenso ist nachgewiesen, dass durch die seltener auftretenden Alpträume weniger Angst vor dem Einschlafen sowie vor der Wiederholung eines Alptraums besteht und Sie auch eher das Gefühl haben, Ihren Alpträumen nicht mehr hilflos ausgeliefert zu sein. Die Verbesserung der Schlafhygiene oder die Anwendung eines Entspannungstrainings führt ebenfalls zu einer Verminderung der Anzahl der auftretenden Alpträume; allerdings sind hier die Effekte nicht so deutlich, wie bei der Imagery Rehearsal Therapy. Wenn während des luziden Träumens die Alpträume verändert werden, ist das mit großer Wahrscheinlichkeit auch sehr erfolgreich. Allerdings gibt es dazu bisher weniger Untersuchungen, weil das luzide Träumen nicht von so vielen Menschen beherrscht wird.

Im Einzelnen konnte in wissenschaftlichen Studien nachgewiesen werden, dass die Imagery Rehearsal Therapy zu einer bedeutsamen Verminderung der Alptraumhäufigkeit führt. Dies gilt für Menschen, die nur Alpträume haben, aber auch für Menschen, die unter Depressionen oder Ängsten leiden und außerdem häufig Alpträume haben. Sogar bei Personen mit einer Posttraumatischen Belastungsstörung, deren posttraumatische Alpträume meist häufiger und intensiver sind als idiopathische Alpträume, wird eine Reduktion der Alptraumhäufigkeit erreicht. Dieser positive Effekt bleibt weiterhin erhalten, auch wenn die Behandlung zu Ende ist. Sie können also erwarten, dass sich durch diese Therapie die Häufigkeit Ihrer Alpträume deutlich vermindert.

Das bedeutet aber auch, dass Ihre Alpträume vermutlich nicht komplett verschwinden werden. Es kann sein, dass immer wieder vereinzelt Alpträume auftreten. Aber aus den wissenschaftlichen Studien ist bekannt, dass diese dann noch auftretenden Alpträume als nicht mehr so schlimm erlebt werden.

Sie sollten also wissen, dass Sie durch die Alptraumbehandlung eine deutliche Reduktion der Zahl der Alpträume und der damit verbundenen Angst erwarten können. Dieser Effekt kann durch eine Kombination mit Schlafhygiene und Entspannung noch etwas gesteigert werden. Auch wird sich Ihre Lebensqualität dadurch wieder verbessern, weil Sie weniger Angst vor weiteren Alpträumen oder vor dem Einschlafen haben und Sie das Gefühl bekommen, wieder mehr Kontrolle über Ihre Träume zu haben. Dass die Alpträume durch die Therapie vollständig verschwinden, kommt eher selten vor. Selbstverständlich können die Effekte, wie bei jeder psychologischen oder medizinischen Behandlung, von Mensch zu Mensch etwas unterschiedlich ausfallen. Das heißt, manche Personen profitieren besonders gut von der Therapie, andere etwas weniger.

4 Fallbeispiele

4.1 Der „Klassiker“: Verfolgungsträume

Frau M. war 18 Jahre und ging noch zur Schule, sie nahm im Rahmen eines Forschungsprojektes an der Alptraumtherapie teil. Bereits seit mehreren Jahren litt sie unter wiederkehrenden Alpträumen ca. ein- bis zweimal im Monat. Die Alpträume wären dann jedoch so stark, dass sie sich am nächsten Tag müde und unkonzentriert fühlte, außerdem dachte sie auch am Tage häufig an ihren Traum, was sie zusätzlich belaste. Sie litt darüber hinaus unter keinen weiteren psychischen Störungen oder Problemen. Sie berichtete im Erstgespräch, dass sie sich – obwohl sie ihre Alpträume als Belastung empfand – nicht an einen Arzt, eine Ärztin oder gar an einen Psychotherapeuten oder eine Psychotherapeutin gewandt hätte. „Ich wusste gar nicht, dass man da etwas gegen machen kann und an wen ich mich wenden müsste. Außerdem wollte ich auch nicht als verrückt erklärt werden.“

Ihre Alpträume handelten meistens von Verfolgungen durch eine unbekannte Person. Jedoch wechselte dabei die Rahmenhandlung, mal wurde sie im Park verfolgt, mal im Wald und mal im Parkhaus. Sie schilderte den Traum, der ihr am besten im Gedächtnis geblieben war:

Beispiel: Frau M. – Ursprünglicher Alptraum

„Ich komme vom Einkaufen im großen Einkaufszentrum. Mein Wagen steht im Parkhaus. Als ich das Parkhaus betrete, ist es düster, draußen ist bereits die Dämmerung angebrochen. Ich beeile mich, schnell zu meinem Auto zu kommen. Im Treppenhaus des Parkhauses höre ich Schritte hinter mir. Zunächst denke ich mir nichts dabei, aber als ich auf das Parkdeck trete und die Schritte immer noch hinter mir höre, werde ich etwas schneller. Die Schritte hinter mir beschleunigen sich ebenfalls. Mir wird mulmig. So schnell ich kann, gehe ich zu meinem Auto, ich habe das Gefühl, er ist mir dicht auf den Fersen. Ich bekomme Angst und beginne zu rennen. Voller Panik versuche ich mein Auto zu erreichen. Mein Herz schlägt mir bis zum Hals. Schweißgebadet wache ich auf.“

Anschließend wurde ihr das Vorgehen, wie in Kapitel 3.5 beschrieben, erklärt. Sie überlegte kurz und hatte spontan eine Idee, wie sie den Traum verändern wollte. Sie berücksichtigte dabei bereits, den Traum in der Gegenwart und aus der „Ich"-Perspektive zu beschreiben und füllte ihn mit Details und wörtlicher Rede. Die erste neue Traumfassung lautete so:

Beispiel: Frau M. – Neues Traumskript (erste Fassung)

„Ich komme vom Einkaufen im großen Einkaufszentrum. Mein Wagen steht im Parkhaus. Es wird schon dunkel draußen, und ich beeile mich, zum Auto zu kommen. Ich denke darüber nach, dass ich mich heute Abend mit meinen Freundinnen treffen möchte, um ihnen meine neuen Klamotten zu präsentieren, das wird bestimmt viel Spaß machen. Jetzt aber erstmal ab zum Auto. Im Treppenhaus höre ich jemanden hinter mir. Auch als ich auf das Parkdeck trete, sind die Schritte noch da. „Was der wohl von mir will", denke ich bei mir, „man hört ja so vieles". Ich gehe etwas schneller, die Schritte beschleunigen sich ebenfalls. Noch haben wir ein gutes Stück Abstand. Ich drehe mich um, und will sehen, wer mich da verfolgt. Da sehe ich aus dem Augenwinkel, wie eine große Limousine ausparkt, irgendeine asiatische Marke, die Farbe kann ich nicht genau erkennen, aber sie ist dunkel. Die Limousine erfasst meinen Verfolger an der Hüfte. Ich gehe noch einige Schritte weiter. Dann bleibe ich stehen und drehe mich um. Ich sehe meinen Verfolger auf dem Boden liegen, er liegt auf der Seite, ein Bein ist angewinkelt, so ähnlich, als wäre er in der stabilen Seitenlage gelandet. Mir kann nun nichts mehr passieren."

Zunächst war sich Frau M. sicher, dass sie mit diesem neuen Traum die „Lösung" gefunden habe. Der Traum wurde im Rahmen einer Imaginationsübung ausprobiert und sie konnte ihn sich plastisch („vor dem inneren Auge") vorstellen. Allerdings empfand sie dabei große Anspannung und Angst. Sie berichtete, dieses Gefühl der Angst hätte sich auch dann nicht gelegt, als der Angreifer ihr nicht mehr folgen konnte, er könnte ja beispielsweise wieder aufstehen etc. Da sie sich nicht vorstellen konnte, den Traum entsprechend zu „entschärfen", wurde dieser alternative Traumhergang komplett verworfen. Das war zunächst etwas frustrierend, ist aber keinesfalls selten.

Der Traum wurde genauer analysiert und es wurde deutlich, dass die Verfolgung selbst als angstauslösendes Moment aus dem Traum gestrichen oder zumindest entschärft werden müsste. Enthalten bleiben sollten die Umgebung und auch die andere Person. Folgende Alternativen zum ursprünglichen Alptraum wurden anschließend in Betracht gezogen:

Beispiel: Frau M. – Alternativen zum ursprünglichen Traum

- Sie betritt das Parkhaus nicht alleine, sondern mit einem Freund oder einer anderen Person, die ihr Sicherheit gibt und im Zweifel helfen kann.
- Eine fremde Person kommt ihr zur Hilfe.
- Der vermeintliche Verfolger entpuppt sich als harmlose Person, vielleicht ein alter Bekannter oder jemand, der ihr etwas hinterher bringen will, das sie liegen gelassen hat.
- Der Verfolger wird von jemandem aufgehalten.
- Sie kann sich gegen die Person zur Wehr setzen und so dafür sorgen, dass er sie in Ruhe lässt.
- Außerdem könnte es im Parkhaus deutlich heller und übersichtlicher sein, um die bedrohliche Stimmung im Traum abzuschwächen.

Frau M. fiel es schwer, sich vorzustellen, dass ihr jemand helfen würde. Auch einen offenen Konflikt, zum Beispiel indem sie den Verfolger ansprechen oder anschreien würde, konnte sie sich nicht vorstellen. Sie entschied sich letztendlich dafür, dass der Verfolger aufgehalten werden würde. Schließlich sah die fertige Traumgeschichte folgendermaßen aus:

Beispiel: Frau M. – Neues Traumskript (endgültige Fassung)

„[…] Der Mann beginnt ebenfalls seine Schritte zu verlängern und als ich mich umdrehe, weiß ich, dass er mich verfolgt. Ich habe Angst. Da öffnet sich die Tür des Parkhaustreppenhauses und ein zweiter Mann betritt das Parkdeck. Er ist legèr gekleidet, trägt Jeans, eine Lederjacke und einen Schal. Er ruft meinem Verfolger hinterher: „Hey! Wart mal! Wir haben uns ja lange nicht mehr gesehen. Was treibst du hier?“ Der Verfolger bleibt stehen und dreht sich zu dem Mann um. Er wird sofort mit einem Handschlag begrüßt und kann sich aus der Unterhaltung nicht losreißen. So habe ich Zeit, schnell zu meinem Auto zu gehen und das Parkhaus zu verlassen. Draußen ist es hell und geschäftig, es sind viele Autos und Menschen unterwegs. Ich fühle mich nicht mehr beängstigt.“

Der Traum wurde erneut im Rahmen einer Imaginationsübung erprobt und Frau M. konnte sich vor allem am Ende der Übung entspannen. Der Alptraum wurde in dieser Fassung aufgeschrieben und sie stellte ihn sich ca. zwei Wochen lang jeden Abend vor dem zu Bett gehen vor. Danach dachte sie noch gelegentlich an die neue Traumversion. Drei Monate später berichtete sie, durch ihre Verfolgungsträume nicht mehr beeinträchtigt zu werden.

Wichtig!

Vielleicht ist Ihnen schon aufgefallen, dass die von der Patientin gewählte neue Traumfassung nicht die „einzig wahre Möglichkeit" ist. Auch ist vielleicht nicht unbedingt nachvollziehbar, warum es sich unsicherer anfühlen soll, wenn der Verfolger angefahren wird und am Boden liegt als wenn er von einer anderen Person in ein Gespräch verwickelt wird (er könnte sich theoretisch verabschieden und sie weiter verfolgen). Auch dass die Patientin keinen Helfer in den Traum eingebaut hat, muss nicht heißen, dass dies nicht grundsätzlich eine gute Möglichkeit gewesen wäre. Wichtig ist: Egal wie abwegig eine Alternative zum ursprünglichen Traum einem vorkommen mag, wenn sie das *subjektive* Gefühl der Sicherheit erhöht bzw. die negativen Gefühle des ursprünglichen Traumes mindert, ist es eine gute Lösung! Es ist ebenso erlaubt, unrealistische Hilfsmittel zu verwenden (z. B. einen unsichtbares Schutzschild) oder Dinge zu tun, die man am Tag vielleicht nicht tun würde (z. B. Verfolger angreifen und unschädlich machen). So erklärt sich, warum das Erproben der einzelnen Ideen in der Vorstellung so wichtig ist, und warum es keine vorgefertigten Lösungen geben kann.

4.2 Der posttraumatische Alptraum

Frau U., eine 28-jährige Patientin, begann während einer stationären Traumabehandlung mit der Alptraumtherapie. Sie litt unter einer sogenannten komplexen Posttraumatischen Belastungsstörung und schweren Depressionen. Alpträume hatte sie beinahe jede Nacht, was sie sehr belastete. Aufgrund der Summe an psychischen Problemen war es ihr zum Zeitpunkt der Behandlung nicht möglich, einem Beruf nachzugehen.

Frau U. hatte insgesamt drei traumatisierende Erfahrungen gemacht, von denen sich vor allem zwei häufig in ihren Alpträumen wiederspiegelten. In einem Alptraum ging es dabei auch um den sexuellen Missbrauch durch einen Lehrer.

Wie auch bei anderen traumatisierten Patientinnen und Patienten fiel es auch Frau U. schwer, über ihre Alpträume zu sprechen, so dass in der ersten Sitzung nur die Themen der Träume grob angesprochen wurden (vgl. Kapitel 3.5.5). Auch die Vorstellungsübungen zu neutralen Themen (vgl. Kapitel 3.5.2) fielen ihr sehr schwer, weil sie – sobald sie die Augen schloss – Bilder von den traumatischen Erlebnissen vor Augen hatte (sogenannte *Flashbacks*). Es half ihr, die Augen geöffnet zu lassen und selbst laut zu beschreiben, was sie sich vorstellte. Auch übte sie, die Vorstellung selber abzubrechen, wenn unangenehme Gefühle auftraten. Die Erfahrung, dass ihr dies gelang, war sehr wichtig für die weitere Arbeit mit dem Traum. Nur so konnte sie sich einigermaßen sicher sein, nicht von ihren „schlechten Erinnerungen überrollt zu werden“ und traute sich später zu, auch den alternativen Traum zu imaginieren.

Frau U. besprach in der Therapie zunächst den für sie im Verhältnis am wenigsten belastenden Alptraum. Dies wird hier nicht näher beschrieben, es war für die Patientin jedoch wichtig, da sie so schon einmal das Vorgehen kennenlernen konnte und sich schließlich sicher genug fühlte, gemeinsam mit der Therapeutin über ihren „schlimmsten Alptraum“ zu sprechen. Es ging dabei um den sich in verschiedenen Versionen wiederholenden Traum vom sexuellen Missbrauch durch ihren Lehrer. Eine vollständige Besprechung des Alptraumhergangs war aufgrund der hohen Belastung, die dadurch für die Patientin entstanden wäre, nicht möglich. Sie war aber auch nicht nötig, um die Handlung zu verändern. Die Patientin wusste ohnehin ganz genau, wie der Traum ablief und für die Therapeutin reichte es, sich den Traum grob vorstellen zu können. Szenen, die ohnehin verändert oder herausgenommen werden müssen, können hier gänzlich ausgespart werden. Auch beschrieb Frau U. den Traum bewusst in der Vergangenheit, um zu verdeutlichen, dass das Ereignis passiert war und vorüber ist und nicht in diesem Augenblick passierte.

Auch Frau U. identifizierte zunächst jene Elemente, die im Traum nicht mehr vorkommen sollten. Das waren vor allem der Lehrer und das Klassenzimmer, in dem sich das Ganze ereignet hatte, insbesondere die Vorhänge, die dafür sorgten, dass niemand sie sehen und helfen konnte.

Es war für sie zunächst schwierig, Elemente aus ihrem Traum zu finden, die auch in einer neuen Traumversion bleiben könnten. Sie wusste jedoch, dass der neue Traum nicht vollständig losgelöst vom ursprünglichen Alptraum sein durfte, und kam schließlich zu dem Entschluss, dass grundsätzlich eine Schulsituation erhalten bleiben sollte. Jedoch sollten es nicht genau dieses Klassenzimmer und schon gar nicht genau dieser Lehrer sein. Im Laufe des weiteren Gespräches berichtete sie von einer späteren Schule, auf der sie sich wohl gefühlt hätte und wollte dieses Klassenzimmer für den neuen Traum verwenden. Die Erinnerung an den Lehrer aus ihrem Alptraum war sehr belastend, so dass die Therapeutin die Patientin unterstützte, und vorschlug, ob sich für den neuen Traum nicht vielleicht eine weibliche Person besser eignen könnte. Frau U. erinnerte sich an eine Lehrerin aus der Berufsschule, die immer sehr hilfsbereit und freundlich gewesen war und wollte versuchen, diese Person in ihren neuen Traum einzubauen. Sie fühlte sich mit dieser Person in der Vorstellung so sicher, dass auch die anderen Schüler (wie im ursprünglichen Alptraum) den Klassenraum zur Pause verlassen konnten. Die neue Traumfassung lautete dann wie folgt, auch hier wurde auf eine möglichst detailreiche Schilderung geachtet:

Beispiel: Frau U. – Neues Traumskript (vorläufige Fassung)

„In meinem Traum befinde ich mich im Klassenraum der Berufsschule. Der Raum ist groß und die Stühle und Tische stehen in U-Form. Die Sonne scheint und ich bin mit meiner Klassenlehrerin allein im Klassenraum. Die Lehrerin ist freundlich, hilfsbereit, nett, verständnisvoll und jung. Die Mathestunde ist gerade zu Ende und die anderen Schüler sind schon raus gegangen. Ich hole mein Pausenbrot und ein Trinkpäckchen aus der Tasche und will rausgehen. Die Lehrerin ruft mich zurück: „Melanie, bleibst du bitte nochmal kurz hier! Ich möchte etwas mit dir besprechen.“ Ich drehe mich um, ich habe zuerst gar nicht realisiert, wer da gesprochen hat. Erst im Umdrehen sehe ich die Lehrerin. Ich gehe vorsichtig auf sie zu, ich frage mich, was sie von mir will und warte ab. Die Lehrerin sagt: „Ich habe festgestellt, dass du die letzten zwei Arbeiten etwas schlechter geschrieben hast, und du machst immer deine Hausaufgaben. Wenn du mir sagst, wo du Schwierigkeiten hast, kann ich dir helfen.“ Ich denke nach und überlege mir, dass ich nichts zu verlieren habe und sie eine Frau ist. Dann sage ich: „Ja, ich nehme die

Hilfe an." Sie lächelt und sagt: „Dann kannst du erstmal in die Pause gehen. Ich habe heute Aufsicht." Sie geht mit mir aus dem Klassenraum und schließt die Tür ab. Ich gehe raus auf den Pausenhof und bin erstmal froh, dass ich an der frischen Luft bin. Ich freue mich über die Hilfe und bin glücklich."

Frau U. konnte sich diese Fassung gut vorstellen. Sie äußerte jedoch die Angst, dass insbesondere, wenn sie sich den Traum alleine vorstellen sollte, die Stimmung am Ende wieder ins Negative umschlagen könnte. Deshalb wurde die Handlung noch verlängert, bis sich das Gefühl einstellte, mit diesem Traum „ruhig weiterschlafen zu können". Der letzte Teil des Traums ist mehr ein Ausblick, auf das, was kommen könnte bzw. sollte. Der Patientin hat dies Sicherheit gegeben, nicht wieder in das alte Traumgeschehen zurückzufallen.

Beispiel: Frau U. – Neues Traumskript (Ende der endgültigen Fassung)

„… Am nächsten Tag nach der letzten Stunde treffen wir uns im Klassenraum, um Mathe zu machen. Sie geht zuerst alles noch einmal mit mir durch, damit sie sehen kann, wo ich Schwächen habe. Die Aufgabe, die ich nicht verstanden habe, erklärt sie mir an Beispielaufgaben. Mein Kopf raucht am Ende der Stunde, aber ich bin glücklich, dass ich die Aufgaben verstanden habe.

Zu Hause gehe ich die Aufgaben nochmal durch. Jetzt habe ich die Aufgaben wirklich verstanden.

Wir haben verabredet, dass wir uns erstmal dreimal in der Woche treffen.

Drei Wochen später schreiben wir eine Mathearbeit und ich schreibe eine zwei. Ich bin sehr stolz auf mich, bekomme ein besseres Zeugnis und werde in die nächste Klasse versetzt."

Frau U. litt auch nach der achtstündigen Therapie noch unter Alpträumen. Allerdings traten diese seltener auf und waren nicht mehr so angsteinflößend. Die Patientin äußerte, am meisten hätte ihr geholfen, dass sie ihren Alpträumen nicht mehr hilflos gegenüberzustehen brauchte. Sie hatte sich aus der Rolle des passiven Opfers zur aktiv handelnden „Drehbuchautorin“ entwickelt.

5 Tipps für Angehörige

Als Angehöriger von Menschen mit Alpträumen werden Sie vielleicht mit Klagen über die Alpträume konfrontiert oder mit der resignativen Aussage, da könnte man doch sowieso nichts machen. Es kann auch sein, dass Sie mitbekommen, wie Ihre Angehörigen wegen der Furcht vor weiteren Alpträumen nicht Schlafen gehen wollen. Auch wenn von Alpträumen Betroffene oft nicht so stark beeinträchtigt sind wie Menschen mit anderen psychischen Störungen, zum Beispiel Ängsten oder Depressionen, kann das subjektive Leiden sehr hoch sein. Das kann Sie als Angehöriger manchmal hilf- und ratlos machen. Obwohl Sie gerne helfen möchten, wissen Sie oft nicht, was Sie tun können. Es gibt aber für Familienangehörige, Eltern, Lebenspartner, Freund oder Freundin eine Reihe guter und oft sehr einfacher Möglichkeiten, wie Sie einem geliebten Menschen, der unter Alpträumen leidet, helfen können.

Nehmen Sie die Alpträume Ihrer Angehörigen ernst

Vielleicht haben Ihre Angehörigen lange nicht über die Alpträume berichtet, weil sie sich geschämt haben oder die Alpträume als nicht so wesentlich erachteten, um darüber zu reden oder gar zu klagen. Wie Sie ja nun wissen, können Alpträume aber zu einer deutlichen Beeinträchtigung und zu deutlichem Leiden führen. Signalisieren Sie, dass Sie es gut finden, dass Ihre Angehörigen mit Ihnen über die Alpträume sprechen und sagen Sie ihnen vor allem, dass Sie davon überzeugt sind, dass wiederholte Alpträume eine deutliche Belastung darstellen können. Bei Kindern ist es besonders wichtig, dass Sie deren Alpträume ernst nehmen (vgl. Kapitel 3.7). Da kleine Kinder noch nicht richtig zwischen Traum und Wirklichkeit unterscheiden können, benötigen sie besonders Ihre Fürsorge, um ihnen die Angst vor dem Geträumten zu nehmen. Deshalb sollten Sie Kinder nach Alpträumen unbedingt trösten und Ihnen zeigen, dass Sie das Geträumte ernst nehmen, indem Sie etwa im Zimmer nach den bösen Angreifern suchen.

Helfen Sie mit, die Ursachen der Alpträume zu beseitigen

Wie Sie hier gelesen haben, können Alpträume zahlreiche Ursachen haben. Nicht immer sind diese Ursachen bekannt und manche dieser Ursachen lassen sich auch nicht so einfach oder so schnell ändern, wie etwa bestimmte

Persönlichkeitseigenschaften. Es gibt aber auch Ursachen für Alpträume, auf die Sie vermutlich mit einwirken können, wie etwa aktuelle Stressbelastungen oder Probleme. Wenn das der Fall ist, versuchen Sie, diese Probleme anzusprechen und – wenn es geht – vielleicht sogar zu lösen. Manchmal wirkt ja schon ein Gespräch entlastend und Ihre Angehörigen sehen wieder Lösungen für ein Problem und schöpfen neue Hoffnung. Bei Kindern können belastende Filme, Bücher oder Videospiele auch zu Alpträumen führen. Hier können (und sollten) Sie als Eltern auch Abhilfe schaffen, indem Sie den Medienkonsum Ihres Kindes kontrollieren.

Informieren Sie sich über Alpträume und ihre Behandlung

Das Wissen über Alpträume hilft Ihnen, diese Störung besser zu verstehen und besser helfen zu können. Dieses Buch ist daher sowohl für Betroffene wie auch für Angehörige geschrieben. Mit dem Wissen aus diesem Buch können Sie den Betroffenen oft schon eine Entlastung geben, indem Sie darüber informieren, dass das Leiden unter Alpträumen nicht sein muss und dass es wirksame Therapien dagegen gibt. Aber auch für Sie ist es wichtig, dass Sie über Behandlungsformen informiert sind, weil Sie so Ihre Angehörigen schon hilfreich unterstützen können. Beispielsweise können Sie durch Ihr Verhalten dazu beitragen, dass die Schlafhygiene (Ihrer Angehörigen) verbessert wird. Etwa, indem Sie selbst auch nicht mehr im Bett Fernsehen und damit Ihrer Familie ein gutes Vorbild sind oder es Ihrem Partner erleichtern, auch darauf zu verzichten.

Ermutigen Sie Ihre Angehörigen zu einer Behandlung

Wenn auch manche Behandlungsmaßnahmen ohne professionelle Hilfe durchgeführt werden können, so sollten Sie die Betroffenen trotzdem dazu ermutigen, professionelle Hilfe bei der Bewältigung von Alpträumen in Anspruch zu nehmen. Nur so kann gewährleistet werden, dass die Behandlung bestmöglich erfolgt. Oft bedarf es nur eines kleinen aber wichtigen Anstoßes, um einen ersten Schritt zu tun. Diesen Anstoß können Sie etwa geben, indem Sie Adressen oder Telefonnummern von geeigneten Therapeutinnen und Therapeuten heraussuchen und Ihren Angehörigen geben. Beim Vorliegen einer Posttraumatischen Belastungsstörung sollte unbedingt professionelle Hilfe in Anspruch genommen werden. Wie Sie hier gelesen haben, kann eine deutliche Reduktion der Zahl der Alpträume und der damit verbundenen Angst durch eine Therapie erreicht werden. Dieses Argument sollten Sie Ihren Angehörigen mitteilen, um sie zu einer Behandlung zu ermutigen.

Unterstützen Sie Ihre Angehörigen bei der Therapie

Wenn sich Ihre Angehörigen zu einer Therapie entschlossen haben, gibt es immer noch zahlreiche Möglichkeiten, wie Sie ihn oder sie unterstützen können, beispielsweise bei der Schlafhygiene (siehe oben). Unter Umständen erfordert das von Ihnen auch einige Opfer, weil Sie vielleicht auch selbst Ihr Verhalten umstellen müssen. Etwa den Verzicht auf fernsehen oder essen im Bett. Auch bei der Durchführung von Entspannungsübungen oder den Vorstellungsübungen können Sie Angehörige hilfreich unterstützen, indem Sie respektieren, dass sie in dieser Zeit nicht gestört werden sollen oder Sie die Entspannungsinstruktionen oder Vorstellungsübungen vorlesen. Dasselbe gilt bei der Übung des modifizierten Traums zu Hause. Auch hier können Sie Ihre Angehörigen wirksam unterstützen, indem Sie ihnen, ähnlich wie das der Therapeut oder die Therapeutin in der Behandlungsstunde gemacht hat, den veränderten Traum vorlesen, so dass diese sich ganz auf die Vorstellung des neuen Traumablaufs konzentrieren können. Und wenn Sie merken, dass Ihre Angehörigen aufgrund der durch die Therapie verminderten Anzahl von Alpträumen entspannter, weniger besorgt und weniger ängstlich sind, sagen Sie das und loben Sie sie dafür, dass sie die Behandlung der Alpträume in Angriff genommen haben.

Anhang

Literaturempfehlungen

Im Deutschen Sprachraum gibt es gegenwärtig kein Selbsthilfebuch für die Behandlung von Alpträumen. Ein im Jahr 1995 im Falken-Verlag erschienenes Selbsthilfebuch von Barry Krakow und Josef Neidhardt mit dem Titel „Alpträume erfolgreich behandeln. Ein Selbsthilfeprogramm in drei Schritten" ist zur Zeit leider vergriffen.

Das Behandlungsprogramm der Imagery Rehearsal Therapy ist ausführlich in folgendem Buch beschrieben, das sich vornehmlich an Psychotherapeutinnen und Psychotherapeuten richtet:

Thünker, J. & Pietrowsky, R. (2011). *Alpträume – ein Therapiemanual.* Göttingen: Hogrefe.

Über Alpträume und Träume im Allgemeinen verweisen wir auf folgende Bücher:

Pietrowsky, R. (2014). *Was uns den Schlaf raubt.* Darmstadt: Wissenschaftliche Buchgesellschaft.

Schredl, M. (2013). *Träume.* Berlin: Springer.

Wo finden Sie Hilfe

Prinzipiell kann Ihnen jede Psychotherapeutin und jeder Psychotherapeut bei der Bewältigung und Behandlung Ihrer Alpträume oder der Alpträume Ihrer Angehörigen helfen. Je nach therapeutischer Richtung wird diese Behandlung unterschiedliche Verfahren beinhalten. Die hier ausführlicher vorgestellte Imagery Rehearsal Therapy (IRT) wird vornehmlich in der sogenannten „Verhaltenstherapie" angewendet. Die Adressen von wohnortnahen Psychotherapeutinnen und Psychotherapeuten bekommen Sie von Ihrer Krankenkasse oder im Internet beispielsweise unter der Adresse www.psychotherapiesuche.de.

Ambulanzen an Psychologischen Instituten (Stand: 27.03.2014)

Neben psychotherapeutischen Praxen finden Sie professionelle Hilfe zur Behandlung von Alpträumen auch in den psychotherapeutischen Ambulanzen an den Psychologischen Instituten der Universitäten. Die Adressen und Kontaktdaten dieser Ambulanzen finden Sie hier:

Berlin
Zentrum für Psychotherapie am Institut für Psychologie der Humboldt-Universität zu Berlin
Klosterstraße 64
10179 Berlin-Mitte
Telefon: 030-20929-9110
Fax: 030-20939-9112
E-Mail: zphu@hu-berlin.de

Bielefeld
Psychotherapeutische Ambulanz der Universität Bielefeld (PAB)
Morgenbreede 2–4 (oberste Etage)
33615 Bielefeld
Telefon: 0521-1062-606
Fax: 0521-1061-52606
E-Mail: pab@uni-bielefeld.de

Bochum
Ruhr-Universität Bochum
ZPT – Zentrum für Psychotherapie
Massenbergstraße 9–13
44787 Bochum
Telefon: 0234-3227-788
Fax: 0234-3206-363
E-Mail: zpt-ambulanz@rub.de

Braunschweig
Psychotherapieambulanz der TU Braunschweig
Humboldtstraße 33
38106 Braunschweig
Telefon: 0531-3912-865
Fax: 0531-3918-195
E-Mail: psychotherapieambulanz-bs@tu-bs.de

Bremen
Psychotherapeutische Ambulanz (ZKPR) der Universität Bremen
Grazer Straße 2b
28359 Bremen
Telefon: 0421-2186-8666
Fax: 0421-2186-8669
E-Mail: ambulanz@uni-bremen.de

Dresden
Institutsambulanz (IAP) und Tagesklinik für Psychologie der Technischen Universität Dresden
Hohe Straße 53
01187 Dresden
Telefon: 0351-4633-6957
Fax: 0351-4633-6955

Düsseldorf
Psychotherapeutische Institutsambulanz der Heinrich-Heine-Universität Düsseldorf
Universitätsstraße 1
40225 Düsseldorf
Telefon: 0211-811-3529
Fax: 0211-811-4261
E-Mail: pia2@uni-duesseldorf.de

Frankfurt
Verhaltenstherapie-Ambulanz
Institut für Psychologie
Goethe-Universität Frankfurt
Varrentrappstraße 40–42
60486 Frankfurt am Main
Telefon: 069-798-25102
Fax: 069-798-23459
E-Mail: vt-ambulanz@psych.uni-frankfurt.de

Freiburg
Psychotherapeutische Ambulanz für psychische Störungen
Institut für Psychologie
Abteilung für Klinische Psychologie und Psychotherapie
Engelbergerstraße 41
79106 Freiburg
Telefon: 0761-203-3008

Gießen
Verhaltenstherapeutische Ambulanz
Justus-Liebig Universität Gießen
Südanlage 30
35390 Gießen
Telefon: 0641-2093-300
Fax: 0641-2093-299
E-Mail: ambulanz@vt-giessen.de

Göttingen
Therapie- und Beratungszentrum (TBZ)
Georg-Elias-Müller-Institut für Psychologie
Käte-Hamburger-Weg 4
Telefon: 0551-3922-081
Fax: 0551-3910-289
E-Mail: tbz@uni-goettingen.de

Greifswald
Zentrum für Psychologische Psychotherapie (ZPP)
Institut für Klinische Psychologie
Ernst Moritz Arndt Universität Greifswald
Wollweberstraße 1–3
17487 Greifswald
Telefon: 0383-486-3738
Fax: 0383-486-3736
E-Mail: katrin.schlapmann@uni-greifswald.de

Hamburg
Universität Hamburg
Psychotherapeutische Hochschulambulanz „Verhaltenstherapie“
Von-Melle-Park 5
20146 Hamburg
Telefon: 040-42838-5374
Fax: 040-42838-6072
E-Mail: adomeit@uni-hamburg.de

Heidelberg
Ambulanz des ZPP – Zentrum für Psychologische Psychotherapie
Universität Heidelberg
Bergheimer Str. 58a
69115 Heidelberg
Telefon: 0622-1547-291
Fax: 0622-1547-600
E-Mail: zpp@zpp.uni-hd.de

Jena
Ambulanz für Forschung und Lehre
Friedrich-Schiller-Universität Jena
Institut für Psychologie
Am Johannisfriedhof 3
07743 Jena
Telefon: 0364-1945-954
Fax: 0364-1945-962
E-Mail: ambulanz@uni-jena.de

Landau
Psychotherapeutische Universitätsambulanz
Universität Koblenz-Landau
Ostbahnstraße 10
76829 Landau
Telefon: 06341-280-35600
E-Mail: wipp@uni-landau.de

Mainz
Johannes Gutenberg-Universität Mainz
Poliklinische Institutsambulanz für Psychotherapie
Wallstraße 3
55122 Mainz
Telefon: 0613-1393-9100
Fax: 0613-1393-9102
E-Mail: ambulanz.psychotherapie@uni-mainz.de

Mannheim
Ambulanz des ZPP – Zentrum für Psychologische Psychotherapie
Ausbildungsambulanzen am Standort Mannheim:
Zentralinstitut für Seelische Gesundheit
D6,6
68159 Mannheim
Telefon: 0621-1703- 6152
Fax: 0621-1703-6155
Otto-Selz-Institut Universität Mannheim
L13, 17
68161 Mannheim
Telefon: 0621-181-3480
Fax: 0621-181-3405

Marburg
Psychotherapie-Ambulanz Marburg (PAM)
Am Fachbereich Psychologie der Philipps-Universität
Gutenbergstraße 18
35032 Marburg
Telefon: 0642-1282-3657
Fax: 0642-1282-8904
E-Mail: pam@uni-marburg.de

Münster
Psychotherapie-Ambulanz
Westfälische Wilhelms-Universität Münster, FB 07
Fliednerstraße 21, Pavillon V
48149 Münster
Telefon: 0251-8334-140
Fax: 0251-8331-333
E-Mail: pta@uni-muenster.de

Osnabrück
Universität Osnabrück
Poliklinische Psychotherapieambulanz
Knollstraße 15
49069 Osnabrück
Telefon: 0541-9694-753
Fax: 0541-9694-028
E-Mail: Sekretariat.Poliklinik@uni-osnabrueck.de

Potsdam
Psychologisch-psychotherapeutische Ambulanz der Universität Potsdam
Posthofstraße 15
14467 Potsdam
Telefon: 0331-2434-2351
Fax: 0331-2434-2366
E-Mail: ambulanz@psych.uni-potsdam.de

Trier
Poliklinische Psychotherapieambulanz
Fachbereich I – Psychologie
Universität Trier
Am Wissenschaftspark 25 + 27
54286 Trier
Telefon: 0651-201-2019
Fax: 0651-201-3512
E-Mail: psychotherapie@uni-trier.de

Tübingen
Psychotherapeutische Ambulanz der TAVT – Tübinger Akademie für Verhaltenstherapie
David-von-Stein-Weg 26
72072 Tübingen
Telefon: 07472-44-2600
Fax: 07472-44-2602
E-Mail: herwig@tavt.de

Würzburg
Hochschulambulanz für Psychotherapie am Institut für Psychologie der Universität Würzburg
Lehrstuhl für Psychologie I
Marcusstraße 9–11
97070 Würzburg
Telefon: 0931-31-82839
Fax: 0931-31-82845
E-Mail: hochschulambulanz@psychologie.uni-wuerzburg.de

Kliniken

Schließlich gibt es noch einige *Kliniken*, die für die Behandlung von Alpträumen ausgewiesen sind. Zu nennen sind hier folgende:

Bundeswehrkrankenhaus Hamburg
Lesserstraße 180
Abt. VI B – Psychiatrie und Psychotherapie
22049 Hamburg
Tel.: 040-6947-0
Fax: 040-6947-10629
E-Mail: bwkrhshamburg@bundeswehr.org

AHG Klinik für Psychosomatik Bad Dürkheim
Kurbrunngenstraße 12
67038 Bad Dürkheim
Tel.: 06322-9340
E-Mail: duerkheim@ahg.de

AHG Klinik Berus
Europäisches Zentrum für Psychosomatik und Verhaltensmedizin
Orannastraße 55
66802 Überherrn-Berus
Tel.: 06836-390
Fax: 06836-39178
E-Mail: klinikberus@ahg.de

Schön Klinik Roseneck, Haus Prien
Am Roseneck 6
83209 Prien am Chiemsee
Tel.: 08051-68-0
Fax: 08051-68-100013

Über das Internet können Sie unter der Adresse https://www.albtraumcoach.de/Informationen zur Alpträumen, deren Behandlung und den Zugang zu einer internet-basierten Therapie finden.

Arbeitsblätter

Arbeitsblatt: Checkliste zum Eigen-Screening

1

Falls die folgenden Kriterien auf Sie zutreffen, leiden Sie vermutlich unter klinisch bedeutsamen Alpträumen und sollten einen Psychotherapeuten oder eine Psychotherapeutin aufsuchen:

- ☐ Wiederholtes Auftreten von extrem furchterregenden Träumen, an die Sie sich gut erinnern können. Üblicherweise handelt der Traum von der Bedrohung des Lebens oder der Sicherheit von Ihnen oder nahestehenden Personen. Meist treten diese Träume in der zweiten Nachthälfte auf.
- ☐ Nach dem Erwachen aus dem furchterregenden Traum sind Sie rasch wach und wissen wieder, wo Sie sind und dass Sie geträumt haben.
- ☐ Sie leiden unter den wiederholten Alpträumen. Sie wirken sich entweder in Ihrem sozialen Umfeld (Freunde, Familie), im Beruf oder in anderen wichtigen Bereichen negativ aus.
- ☐ Ihre Alpträume treten nicht aufgrund von Drogen oder Medikamenten auf.

Arbeitsblatt: Aufzeichnung von Alpträumen

2

Die folgenden Punkte sollten Sie beim Aufzeichnen Ihrer Alpträume berücksichtigen:

- Gehen Sie abends mit dem Vorsatz ins Bett, sich am Morgen nach dem Aufwachen an den Traum erinnern zu wollen.
- Papier bzw. Tagebuch und Stift/Diktiergerät und Fragebogen sollten sich griffbereit in der Nähe Ihres Bettes befinden.
- Die Aufzeichnung sollte möglichst *direkt* beim Erwachen nach dem erlebten Alptraum erfolgen. Denn es gilt: Je mehr Zeit zwischen dem Alptraum und der Aufzeichnung vergeht, umso mehr Erinnerungslücken und Verzerrungen treten auf.
- Verwenden Sie Formulierungen in der Gegenwarts- und Ich-Form! So wird es Ihnen leichter fallen, sich detaillierter an Ihren Alptraum zu erinnern und diesen auch entsprechend zu beschreiben. Wichtig hierbei ist, dass Sie alles aufzeichnen was Ihnen einfällt: alle Handlungen, alle Wahrnehmungen, alle während des Alptraums empfundenen Gefühle sowie auch vage „Fetzen“ und scheinbar unwichtige oder peinliche Details.
- Bei mehreren Alpträumen bietet es sich an, diese in der Reihenfolge aufzuzeichnen, in der die Alpträume aufgetreten sind.
- Erinnerungen an den Alptraum oder an die Alpträume, die im Laufe des Tages auftreten, sollten ebenfalls aufgezeichnet werden.
- Ergänzungen durch spätere im Wachzustand auftretende Gedanken und Gefühle sollten erst nach der Aufzeichnung des Alptraumes vorgenommen werden, da sonst die Gefahr besteht, dass die im Alptraum erlebten Gefühle mit den im Wachzustand erlebten Gefühlen vermengt werden.

Arbeitsblatt: Fragebogen zur Aufzeichnung von Alpträumen **3**

Dieser Fragebogen soll Ihnen dabei helfen, Ihre Alpträume detailliert aufzuzeichnen. Beantworten Sie die folgenden Fragen bitte möglichst genau. Der freie Platz unter den Fragen soll Sie ermutigen, Ihre Gedanken zu notieren und festzuhalten. Falls der Platz nicht ausreicht, nehmen Sie sich ruhig ein weiteres Blatt zur Hand.

Bedenken Sie: Eine möglichst detaillierte Aufzeichnung Ihrer Alpträume ist der erste Schritt, diese zu bewältigen!

1. Frage: Haben Sie das Traumgeschehen von außen beobachtet oder waren Sie selbst involviert?

____

____

2. Frage: Haben Sie die geträumte Situation schon einmal erlebt oder war es eine fiktive, bizarre und unrealistische Situation?

____

____

3. Frage: Was haben Sie beobachtet bzw. wie haben Sie sich verhalten?

____

____

____

____

Arbeitsblatt: Fragebogen zur Aufzeichnung von Alpträumen (Forts.) 3

4. Frage: Was haben Sie gesehen?

5. Frage: Was haben Sie gehört?

6. Frage: Was haben Sie gerochen oder geschmeckt?

7. Frage: Haben Sie etwas gespürt? (z. B. auf der Haut)

Arbeitsblatt: Fragebogen zur Aufzeichnung von Alpträumen (Forts.) 3

8. Frage: Was haben Sie gedacht?

____

____

____

____

9. Frage: Welche Gefühle hatten Sie während des Traums?

____

____

____

____

10. Frage: Welche Gefühle hatten Sie nach dem Aufwachen?

____

____

____

____

Arbeitsblatt: Veränderung meines Alptraums

4

Welche Elemente müssen raus?	Welche Elemente müssen bleiben?	Alternativen zum ursprünglichen Traum